国家老年疾病临床医学研究中心　组织编写

阿尔茨海默病居家照护

指导手册

主　编　常　红　乔雨晨
副主编　杨　莘　许冬梅
编　者　(以姓氏笔画为序)
　　　　于　燕　首都医科大学宣武医院
　　　　马宗娟　北京老年医院
　　　　马雪露　阜阳市人民医院
　　　　马淑凤　首都医科大学宣武医院
　　　　王佳妹　首都医科大学宣武医院
　　　　乔雨晨　首都医科大学宣武医院
　　　　许冬梅　北京回龙观医院
　　　　阮　征　首都医科大学宣武医院
　　　　杨　莘　首都医科大学宣武医院
　　　　吴　蕾　首都医科大学宣武医院
　　　　黄小琼　东莞市人民医院
　　　　常　红　首都医科大学宣武医院

人民卫生出版社

图书在版编目(CIP)数据

阿尔茨海默病居家照护指导手册/常红，乔雨晨主编. —北京：人民卫生出版社,2019
ISBN 978-7-117-28115-7

Ⅰ.①阿…　Ⅱ.①常…②乔…　Ⅲ.①阿尔茨海默病-护理-手册　Ⅳ.①R473.74-62

中国版本图书馆 CIP 数据核字(2019)第 111952 号

人卫智网　**www.ipmph.com**	医学教育、学术、考试、健康，购书智慧智能综合服务平台	
人卫官网　**www.pmph.com**	人卫官方资讯发布平台	

阿尔茨海默病居家照护指导手册

主　　编：常　红　乔雨晨
出版发行：人民卫生出版社(中继线 010-59780011)
地　　址：北京市朝阳区潘家园南里 19 号
邮　　编：100021
E－mail：pmph @ pmph.com
购书热线：010-59787592　010-59787584　010-65264830
印　　刷：北京画中画印刷有限公司
经　　销：新华书店
开　　本：710×1000　1/16　印张：6
字　　数：111 千字
版　　次：2019 年 7 月第 1 版　2019 年 7 月第 1 版第 1 次印刷
标准书号：ISBN 978-7-117-28115-7
定　　价：36.00 元

打击盗版举报电话：**010-59787491　E-mail：WQ @ pmph.com**
(凡属印装质量问题请与本社市场营销中心联系退换)

序

我国已进入老龄化社会发展阶段。截至 2017 年年底,我国 60 岁及以上老年人口已达 2.41 亿,占总人口的 17.3%。预计到 2050 年前后,我国老年人口数将达到 4.87 亿,占总人口的 34.9%。同时,衰老、神经系统疾病等严重影响老年人生活质量,全国目前失能、失智老年人口已超过 4000 万,其养老与医疗问题直接影响约 1 亿家庭。关注及关爱老年患者,帮助其得到安全、专业、有效的医疗、康复以及不同阶段的连续性照护是老年医学护理工作者的责任。

2017 年,全国老年神经疾病照护联盟以国家老年疾病临床医学研究中心(首都医科大学宣武医院)为依托正式成立,为国内疑难、重大神经疾病护理领域开展学术研究、交流及培训提供了一个良好的平台。目前全国已有 116 家医院成为联盟单位。

为做好老年神经疾病专病照护人员的培训,国家老年疾病临床医学研究中心、全国老年神经系统疾病照护联盟立足实践,以为老年人健康提供优质服务为目标,组织一大批在老年护理、神经疾病护理、神经康复、神经心理、社区护理等方面走在前列的医护人员共同编写了《老年人居家照护指导手册》《帕金森病居家照护指导手册》《脑卒中居家照护指导手册》和《阿尔茨海默病居家照护指导手册》。他们把多年临床实践与神经疾病患者照护需求相结合,以简练的文字、形象的图片,介绍了老年人常见健康问题以及脑卒中、阿尔茨海默病、帕金森等专科疾病的理论知识、照护方法,并结合微视频展示了不同疾病各阶段照护操作技巧。

这 4 本书的出版,不仅为大量需要长期照护的神经疾病老年患者带来福祉,也开启了神经系统疾病专病照护模式的新篇章,对于推动我国老年神经疾病专科照护工作具有深远意义,同时希望能对未来居家照护、养老照护、社区照护等提供有效的借鉴及指导,最终让更多的失能、失智老年人得到专业照护,提高生活质量。

赵国光
2018 年 12 月

前言

国际阿尔茨海默病联合会发布的《世界阿尔茨海默病 2015 年报告》显示，随着世界人口老龄化程度加快，患阿尔茨海默病的人数将出现成倍增长。到 2050 年，全球患有阿尔茨海默病的人数将从目前的 4600 万人增加到 1.315 亿人。阿尔茨海默病已成为威胁老年人健康的第三大杀手，给患者本人及其家庭、社会带来沉重的经济负担，是目前和未来人类所面临的重要公共健康和社会保健挑战之一。

《"十三五"国家老龄事业发展和养老体系建设规划》提出，要充分利用家庭机制分散人口老龄化压力的重要作用，逐步建立支持家庭养老的政策体系，并推动专业化居家社区养老机构发展。我国正在逐步建立以居家为基础、社区为依托、机构为补充的阿尔茨海默病社会养老服务体系，以科学的理论知识为指导，最大限度地协助被照护者解决居家生活中的各种问题，尽可能协助其维持机体的正常功能。

适宜、专业的照护可以延缓阿尔茨海默病患者病情进展，维持其器官功能，延长生命，使其有质量、有尊严地生活，从而减轻家属和社会的照护负担。本书从基础理论到实际操作，深入浅出地介绍了阿尔茨海默病的相关知识及照护技术，包括照护流程、认知功能训练、综合评估及个性化照护方案等，并附有相关护理操作演示视频，让居家照护者能够针对阿尔茨海默病的表现和特点，为患者提供科学、正确、适宜、有效的照护措施。

希望本书的出版能够帮助阿尔茨海默病患者照护人员提高照护水平，使照护工作有目标、服务有标准、操作有流程。

全国老年神经疾病照护联盟众多单位的专家们精诚合作，为本书的编写倾注了大量的精力和汗水，在此一并表示衷心的感谢！

常 红 乔雨晨
2019 年 3 月

目录

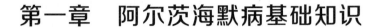

第一章 阿尔茨海默病基础知识

第一节 基本概念

一、轻度认知功能障碍

轻度认知功能障碍(mild cognitive impairment, MCI)是介于正常衰老和痴呆之间的一种中间状态,是一种认知障碍综合征。与相同年龄和教育程度的正常老年人相比,轻度认知功能障碍患者存在认知功能减退,但日常生活能力没有受到明显影响。其核心症状是认知功能减退,根据病因或大脑损害部位不同,可以累及记忆、执行功能、语言、运用、视空间结构技能等其中1项或1项以上,导致相应的临床症状。

二、痴呆

痴呆是由于脑功能障碍而产生的获得性、持续性智能损伤综合征,可由脑退行性变(阿尔茨海默病、额颞叶变性等)引起,也可由其他原因(如脑血管病、外伤、中毒等)导致。与轻度认知功能障碍相比,痴呆患者必须有2项或2项以上认知域受损,并导致患者的日常或社会能力明显减退。

三、阿尔茨海默病

阿尔茨海默病(Alzheimer disease, AD)是老年期痴呆的最常见类型,发生于老年和老年前期,是以进行性认知功能障碍和行为损害为特征的中枢神经系统退行性病变。临床表现为记忆障碍、失语、失用、失认、视空间能力损害、抽象思维和计算力损害、人格和行为改变等。AD是老年期痴呆最常见的类型,占老年期痴呆的50%~70%。

第二节 临床表现

阿尔茨海默病包括两个阶段:痴呆前阶段和痴呆阶段。

一、痴呆前阶段

此阶段分为轻度认知功能障碍发生前期（pre-mild cognitive impairment，pre-MCI）和轻度认知功能障碍期。认知功能障碍发生前期没有任何临床表现或者仅有轻微的记忆力减退。轻度认知功能障碍期主要表现为记忆力轻度受损、学习和保存新知识能力下降，其他认知域也可能出现轻度受损，但日常生活能力基本正常。

二、痴呆阶段

（一）轻度痴呆

轻度痴呆主要表现为记忆障碍。患者首先出现的是近事记忆减退，常忘记刚刚发生不久的事情；随着病情进展，可出现远期记忆力减退，即遗忘发生已久的事物和人物。部分患者出现视空间障碍，外出后找不到回家的路，不能精确临摹立体图；面对生疏和复杂的事物易出现疲乏、焦虑和消极情绪；还会表现出人格障碍，如不爱干净、不修边幅、暴躁、易怒、自私、多疑。

（二）中度痴呆

患者记忆障碍逐渐加重，不仅近事记忆力下降明显，远期记忆障碍也逐渐明显，表现为记不清自己一生的经历，不记得过去所学的知识，甚至一般常识也不记得；工作、学习新知识和社会接触能力减退，特别是原已掌握的知识和技能明显遗忘；出现逻辑思维、综合分析能力减退，言语重复、计算力下降，明显的视空间障碍，如在家中找不到卧房、卫生间，还会出现失语、失用、失认等。有些患者会出现明显的行为和精神异常，性格内向者出现易激惹、兴奋、欣快、言语增多，而原来性格外向者变得沉默寡言，对任何事情都不感兴趣，甚至出现明显的人格改变，如随地大小便。

（三）重度痴呆

此阶段患者除上述各项症状逐渐加重外，还会出现情感淡漠、哭笑无常、言语能力丧失、日常生活无法自理，如无法独立完成穿衣、进食、沐浴等。患者与周围环境已无正常接触，无法进行交谈，只会模仿别人的话，语言支离破碎、毫无意义，或反复重复自己所说的话，最后只能发出咕噜声直至无言语。患者可出现多种并发症，如肺部感染、压疮、尿路感染等，最终因并发症而死亡。

第三节　认知障碍

一、记忆障碍

记忆是信息在脑内储存和提取的过程,一般分为瞬时记忆、短时记忆和长时记忆3类。瞬时记忆为大脑对事物的瞬时映像,有效作用时间不超过2秒,所记的信息并不构成真正的记忆。瞬时记忆的信息大部分迅速消退,只有得到注意和复习的小部分信息转为短时记忆。短时记忆时间也很短,不超过1分钟,如记电话号码。短时记忆中的信息经过反复学习、系统化,在脑内储存,进入长时记忆。长时记忆可持续数分钟、数天,甚至终生。临床上记忆障碍的类型多是根据长时记忆划分的,包括遗忘、记忆减退、记忆错误和记忆增强等。

（一）遗忘

遗忘是对识记过的材料不能再认与回忆,或者错误地再认或回忆。遗忘根据具体表现,可分为顺行性遗忘、逆行性遗忘、进行性遗忘、选择性遗忘和暂时性遗忘等类型,其中前两者最为重要。

1. 顺行性遗忘　指回忆不起在疾病发生以后一段时间内所经历的事件,近事记忆差,不能保留新近获得的信息,而远期记忆尚保存,常见于阿尔茨海默病早期、癫痫、双侧海马梗死、间脑综合征、严重颅脑外伤等。

2. 逆行性遗忘　指回忆不起在疾病发生之前某一阶段的事件,过去的信息与时间梯度相关性丢失,常见于脑震荡后遗症、缺氧、中毒、阿尔茨海默病中晚期、癫痫发作后等。

（二）记忆减退

记忆减退指识记、保持、再认和回忆普遍减退。患者早期往往回忆减弱,特别是对日期、年代、专有名词、术语、概念等回忆困难,后期表现为近期和远期记忆均减退。临床上,该现象常见于阿尔茨海默病、血管性痴呆、代谢性脑病等。

（三）记忆错误

1. 记忆恍惚　包括似曾相识、旧事如新、重演性记忆错误等,与记忆减退过程有关,常见于颞叶癫痫、中毒、神经症、精神分裂症等。

2. 错构　指记忆有时间顺序上的错误,如患者将过去生活中所经历的事件归于另一无关时期,而不自觉,并且坚信自己所说的完全正确,常见于更年期综合征、精神发育迟滞、乙醇中毒性精神病和脑动脉硬化症等。

3. **虚构**　指将过去事实上从未发生过的事或体验回忆为确有其事,不能自己纠正错误,常见于柯萨可夫综合征,可以由脑外伤、乙醇中毒、感染性脑病等引起。

（四）记忆增强

记忆增强指对远期事件记忆的异常增强。患者表现出对很久以前发生的、似乎已经遗忘的时间和体验,又能重新回忆起来,甚至能详细回忆一些琐碎、毫无意义的事情或细微情节,多见于躁狂症、妄想或服用兴奋剂过量。

二、视空间障碍

视空间障碍指患者因不能准确判断自身及物品的位置而出现的功能障碍,表现为停车时找不到车位,回家时因判断错方向而迷路,铺桌布时因不能正确判断桌布及桌角的位置而无法使桌布与桌子对齐,不能准确地将锅放在炉灶上而将锅摔到地上;不能准确地临摹立体图,严重时连简单的平面图也无法画出;还可出现穿衣困难,不能判断衣服的上下和左右导致衣服及裤子穿反等。

三、执行功能障碍

执行功能是指确立目标、制订和修正计划、实施计划,从而进行有目的活动的能力,是一种综合运用知识、信息的能力。执行功能障碍与额叶-皮质下环路受损有关。发生执行功能障碍时,患者不能制订计划,不能进行创新性工作,不能根据规则进行自我调整,不能对多件事进行统筹安排。检查时可发现,患者不能按照要求完成较复杂的任务。执行功能障碍常见于血管性痴呆、阿尔茨海默病、帕金森病痴呆、进行性核上性麻痹、路易体痴呆和额颞叶痴呆等。

四、计算力障碍

计算能力取决于患者本身的智力、先天对数字的感觉和数学能力,以及受教育水平。计算力障碍指计算能力减退,对以前能做的简单计算无法正确算出结果,或者要经过长时间计算和反复更正才能得出结果。日常生活中,患者买菜、购物不知道该付多少钱,该找回多少钱,随着病情进展,逐渐不能进行如2+3、1+2等非常简单的计算,不能正确列算式,甚至不认识数字和算数符号。计算障碍是优势半球顶叶(特别是角回)损伤的表现。

五、失语

失语是指在神志清楚、意识正常、发音和构音没有障碍的情况下,大脑皮质语言功能区病变导致的言语交流能力障碍,表现为自发谈话、听理解、复述、命名、阅读和书写6方面的基本能力残缺或丧失,如构音正常但表达障碍,肢体运动功能正常但书写障碍,视力正常但阅读障碍,听力正常但言语理解障碍等。不同的大脑语言功能区受损可呈现不同的临床表现。目前,已被学术界广泛认可的以解剖-临床为基础的失语症分类主要有以下几种。

(一)外侧裂周围失语综合征

外侧裂周围失语综合征包括 Broca 失语、Wernicke 失语和传导性失语,病灶位于外侧裂周围,共同特点是均有复述障碍。

1. Broca 失语 又称表达性失语或运动性失语,由优势侧额下回后部(Broca 区)病变引起。临床表现以口语表达障碍最突出,谈话为非流利型、电报式语言,讲话费力,找词困难,只能讲一两个简单的词,且用词不当,或仅能发出个别的语音;口语理解相对保留,对单词和简单陈述句理解正常,句式结构复杂时则出现困难;复述、命名和书写均有不同程度损害。Broca 失语常见于脑梗死、脑出血等可引起 Broca 区损害的神经系统疾病。

2. Wernicke 失语 又称听觉性失语或感觉性失语,由优势侧颞上回后部(Wernicke 区)病变引起。临床特点为严重听理解障碍,表现为听觉正常,但不能听懂别人和自己说的话;口语表达为流利型,语量增多,发音和语调正常,但言语混乱而割裂,缺乏实质性或有意义的词句,难以理解,答非所问;复述障碍与听理解障碍一致,存在不同程度的命名、阅读和书写障碍。Wernicke 失语常见于脑梗死、脑出血等可引起 Wernicke 区损害的神经系统疾病。

3. 传导性失语 多数患者病变累及优势侧缘上回、Wernicke 区等部位,一般认为本症是由于外侧裂周围弓状束损害引起 Wernicke 区和 Broca 区之间的联系中断所致。临床表现为口语表达为流利型,语言中有大量错词,患者自身可以感知其错误,欲纠正而显得口吃,听起来似非流利型失语,但表达的短语或句子完整;听理解障碍较轻,在执行复杂指令时明显;复述障碍较自发谈话和听理解障碍重,二者损害不成比例(是本症的最大特点);命名、阅读和书写功能也有不同程度的损害。

(二)经皮质性失语综合征

经皮质性失语综合征又称为分水岭失语综合征,病灶位于分水岭区,共同特点是复述功能相对保留。

1. 经皮质运动性失语　病变多位于优势侧 Broca 区附近,但 Broca 区可不受累,也可位于优势侧额叶侧面,主要由于语言运动区之间的纤维联系受损,导致语言障碍,表现为患者能理解他人的言语,但自己只能讲一两个简单的词或短语,呈非流利性失语,类似于 Broca 失语,但程度较轻。患者复述功能完整保留。经皮质运动性失语多见于优势侧额叶分水岭区脑梗死。

2. 经皮质感觉性失语病变　病变位于优势侧 Wernicke 区附近,表现为听觉理解障碍,对简单词汇和复杂语句的理解均有明显障碍,讲话流利,但言语空洞、混乱而割裂,找词困难,经常是答非所问,类似于 Wernicke 失语,但程度较轻;复述功能相对完整,但常不能理解复述内容的含义,有时可将检查者故意说错的话完整复述(这与经皮质运动性失语患者复述时可纠正检查者故意说错的话明显不同)。经皮质感觉性失语病变多见于优势侧颞、顶叶分水岭区脑梗死。

3. 经皮质混合性失语　又称言语区孤立性失语,为经皮质运动性失语和经皮质感觉性失语并存,突出特点是复述相对较好,而其他语言功能均存在严重障碍或完全丧失。经皮质混合性失语多见于优势侧大脑半球分水岭区大片病灶,累及额叶、顶叶、颞叶。

(三)完全性失语

完全性失语也称混合性失语,是最严重的一种失语类型。临床上以所有语言功能均严重障碍或几乎完全丧失为特点。患者出现刻板言语,听理解严重缺陷,不能命名、复述、阅读和书写。

(四)命名性失语

命名性失语又称遗忘性失语,由优势侧颞中回后部病变引起,主要特点为命名不能,表现为患者把词"忘记",多数是物体的名称,尤其是那些极少使用的东西的名称(例如,令患者说出指定物体的名称时,仅能叙述该物体的性质和用途,别人告知该物体的名称时,能辨别对方讲得对或不对);自发谈话为流利型,但缺实质词,赘话和空话多;听理解、复述、阅读和书写障碍轻。命名性失语常见于脑梗死、脑出血等可引起优势侧颞中回后部损害的神经系统疾病。

(五)皮质下失语

皮质下失语是指丘脑、基底核、内囊、皮质下深部白质等部位病损所致的失语。本症常由脑血管病、脑炎引起。

1. 丘脑性失语　由丘脑及其联系通路受损所致,急性期表现为不同程度的缄默不语,以后出现语言交流、阅读理解障碍,言语流利性受损,音量减小,可同时伴有重复语言、模仿语言、错语、命名不能等,复述功能可保留。

2. 内囊、基底核损害所致失语 内囊、壳核受损时,表现为语言流利性降低,语速慢,常用词不当,但理解基本无障碍;能看懂书面文字,但不能读出或读错;复述能力也轻度受损,类似于 Broca 失语。壳核后部病变时,表现为听觉理解障碍,讲话流利,但言语空洞、混乱而割裂,找词困难,类似于 Wernicke 失语。

六、失用

失用是指在意识清楚、语言理解功能及运动功能正常情况下,患者丧失完成有目的的复杂活动的能力。临床上,失用可大致分为以下几种。

(一)观念性失用

观念性失用常由双侧大脑半球病变引起,患者对复杂、精细的动作失去了正确概念,以致不能把一组复杂、精细动作按逻辑次序分解组合,使得各个动作的前后次序混乱、目的错误,无法正确完成整套动作。该类患者模仿动作一般无障碍。观念性失用常由中毒、动脉硬化性脑病和帕金森综合征等导致大脑半球弥散性病变的疾病引起。

(二)观念运动性失用

观念运动性失用者病变多位于优势半球顶叶。在自然状态下,患者可以完成相关动作,可以口述相关动作的过程,但不能按指令去完成这类动作。例如,发出张口指令时,患者不能完成动作,但给他苹果则会自然张嘴去咬。

(三)肢体运动性失用

肢体运动性失用者病变多位于双侧或对侧皮质运动区,主要表现为肢体(通常为上肢远端)失去执行精细、熟练动作的能力,自发动作、执行口令及模仿均受到影响,如患者不能弹琴、书写和编织等。

(四)结构性失用

结构性失用者病变多位于非优势半球顶叶或顶枕联合区,指对空间分析和动作概念化出现障碍,表现为绘制或制作包含有空间位置关系的图像或模型有困难,不能将物体的各个成分连贯成一个整体。

(五)穿衣失用

穿衣失用者病变位于非优势侧顶叶,指丧失了习惯而熟悉的穿衣操作能力,表现为穿衣时上下颠倒,正反及前后颠倒,扣错纽扣,将双下肢穿入同一条裤腿等。

七、失认

失认是指因脑损害而不能认识经由某种感觉辨察的熟悉物体。患者在极早期即可以出现视觉空间认知障碍,容易迷路,对立体空间的正常感知力下降;不能临摹立方体,常将其画成平面图形,随着病情进展,二维作业也出现明显的错误,只会乱画线条。病情发展至中度时,患者出现左右认识不能,字体失认,不能认识自己的手指。病情发展至重度时,患者不能认识亲人面貌;自我认知受损,不认识镜子中的自己,坐在镜子前与镜中自己的影像说话,甚至问自己的影像是谁,有时因为惧怕镜子中的自己而砸碎镜子,迫使家属把镜子全拿走,或者用布蒙上。临床上,失认可有以下几种。

（一）视觉失认

视觉失认者病变多位于枕叶。患者的视觉足以看清周围物体,但看到以前熟悉的事物时却不能正确识别、描述及命名,而通过其他感觉途径则可认出。例如,患者看到手机不知为何物,但通过手的触摸和听到来电铃声立刻就可辨认出是手机。这种视觉性失认不是由于视力方面的问题导致的,而与枕叶视中枢损害有关。视觉失认包括:物体失认,即不能辨别熟悉的物体;面容失认,即不能认出既往熟悉的家人和朋友;颜色失认,即不能正确分辨红、黄、蓝、绿等颜色。

（二）听觉失认

听觉失认者病变多位于双侧颞上回中部及听觉联络纤维。患者听力正常但不能辨认以前熟悉的声音,如以前能辨认出来的手机铃声、动物叫声、汽车声、钢琴声等。

（三）触觉失认

触觉失认即实体觉失认,病变多位于双侧顶叶角回及缘上回。患者无初级触觉和位置觉障碍,闭眼后不能通过触摸辨别以前熟悉的物品,如牙刷、钥匙、手机等,但睁眼看到或用耳朵听到物体发出的声音就能识别。

第四节　辅助检查

一、实验室检查

（一）血液检测

血浆淀粉样蛋白或 tau 蛋白代谢相关蛋白——糖原合成酶激酶 3（glycogen synthase kinase 3，GSK-3）在阿尔茨海默病（AD）的发病机制中起着重要的作用。在早期 AD 患者中,GSK-3 水平明显升高。GSK-3 活性增强可导致 tau 蛋白过度磷酸化、β-淀粉样蛋白（β-amyloid protein，Aβ）产生增加、学习和记忆能力缺损。血小板中也存在与脑内相同的裂解淀粉样前体蛋白（amyloid precursor protein，APP）的酶，由此产生少量 Aβ 多肽。AD 和轻度认知功能障碍（MCI）患者的血小板高分子量 APP（120～130kDa）与低分子量 APP（110kDa）的比值减低，但其他痴呆患者无类似改变。Aβ 也是 AD 患者的一个重要血液指标，可以辅助评估病情进展和监测疗效。

（二）脑脊液标记物检测

1. 脑脊液淀粉样蛋白相关生物标记物 主要包括 Aβ1-40 和 Aβ1-42，其中 Aβ1-42 更易聚集形成老年斑。

2. 脑脊液 tau 蛋白 脑脊液 tau 蛋白增多反映患者大脑中轴索退行性变和神经纤维原缠结改变，释放 tau 相关蛋白至细胞外、脑脊液中。

（三）分子遗传学标记物检测

有明确家族史的患者可进行 APP、早老素（presenilin，PS）-1、PS-2、载脂蛋白（apolipoprotein，Apo）E 基因检测，突变的发现有助于确诊。

二、影像学检查

计算机断层扫描（computed tomography，CT）检查见脑萎缩、脑室扩大。头颅磁共振成像（magnetic resonance imaging，MRI）检查显示双侧颞叶、海马萎缩。单光子发射计算机断层成像（single-photon emission computed tomography，SPECT）和 18 氟-脱氧葡萄糖正电子发射计算机断层成像（positron emission computed tomography，PET）可见顶叶、颞叶和额叶，尤其是双侧颞叶的血流和代谢降低。使用各种配体的 PET 成像技术，如阿尔茨海默病 β 淀粉样蛋白沉淀 11 碳-匹兹堡复合物 B 正电子发射断层扫描（carbon 11-labeled pittsburgh compound B positron emission tomography，PiB PET）可见脑内的 Aβ 沉积。

三、神经心理学检查

对 AD 的认知评估应包括记忆功能、言语功能、定向力、应用能力、注意力、知觉（视、听、感知）和执行功能 7 个领域。临床上常用的工具可分为：①大体评定量表，如简易精神状况检查量表、蒙特利尔认知测验、阿尔茨海默病认知功能评价量表、长谷川痴呆量表、Mattis 量表、认知能力筛查量表等；②分级量表，如临床痴呆评定量表、总体衰退量表；③精神行为评定量表，如痴呆行为障碍量表、汉密尔顿抑郁量表、神经精神问卷；④用于鉴别的量表，如 Hachinski 缺血量表。应指出的是，确定选用何种量表及评价测验结果，必须结合临床表现和其他结果综合得出判断。

第五节　治　疗

一、药物治疗

（一）改善认知功能

1. 胆碱酯酶抑制剂　可增加突触间隙乙酰胆碱含量,是治疗轻、中度 AD 的一线药物,主要包括多奈哌齐、卡巴拉汀、加兰他敏和石杉碱甲。胆碱酯酶抑制剂治疗 1~5 年,可以延缓 AD 认知障碍的进展。胆碱酯酶抑制剂主要的不良反应是胃肠道反应。

临床使用胆碱酯酶抑制剂要求对患者的病情有客观评价;向患者和照护者说明用药原则;避免起始剂量过大,应逐渐增加剂量直至推荐剂量,从而减轻药物不良反应;服药后定期评估,决定是否继续服药。

应用多奈哌齐治疗轻、中度阿尔茨海默病,能有效改善认知功能和日常生活能力。开始剂量 5mg/d,4~6 周后可以逐渐增加用量。主要不良反应为恶心、呕吐、腹泻、头晕、失眠、肌肉痉挛、疲乏等。

重酒石酸卡巴拉汀可以改善患者认知功能、精神行为和日常生活能力。起始剂量为 1.5mg/d,逐渐增加剂量。不良反应包括疲劳、眩晕、头痛、恶心、呕吐等。

2. 兴奋性氨基酸受体拮抗剂　兴奋性氨基酸对人脑学习和记忆功能有重要作用。AD 患者可有脑内兴奋性氨基酸含量降低。谷氨酸盐是大脑信息处理、存储和再获取功能必需的递质,适量谷氨酸有维持记忆的作用。

盐酸美金刚是美国食品药品管理局(Food and Drug Administration,FDA)批准的第一个用于治疗中、重度 AD 的药物,可以改善认知功能、日常生活能力、全面能力及精神行为症状。不良反应为头晕、头痛、便秘等。

3. 中药及其他治疗药物　银杏叶制剂的患者耐受性好,毒副反应发生率低,对 AD 防治有效,可以有效改善患者认知功能、日常生活能力及痴呆相关症状。脑蛋白水解产物、奥拉西坦或吡拉西坦等可作为 AD 的协同治疗药物。

（二）控制精神症状

很多 AD 患者会出现不同程度的精神症状,如幻觉、妄想、抑郁、焦虑、激越、睡眠紊乱等,可应用抗抑郁药物和抗精神病药物治疗。常用的抗抑郁药物有氟西汀、帕罗西汀、西酞普兰、舍曲林,常用的抗精神病药物有利培酮、奥氮平。这些药物的使用原则是低剂量开始,缓慢增量,增量间隔时间稍长,尽量使用最小有效剂量,治疗个体化,注意药物间的相互作用。

二、非药物治疗

非药物治疗也是治疗阿尔茨海默病的重要方法,主要包括适度的身体锻炼、生活行为干预、益智活动、认知功能训练、音乐治疗等。

三、支持治疗

重度阿尔茨海默病患者自身生活能力严重减退,常导致营养不良、肺部感染、泌尿系感染、压疮等并发症,应给予对症治疗。

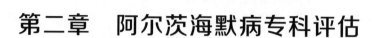

第二章　阿尔茨海默病专科评估

第一节　日常生活能力评估

日常生活能力量表（activity of daily living scale，ADL）主要用于阿尔茨海默病患者日常生活能力评定，共计 20 项。其中 1～8 项为基础日常活动（basic activities of daily living，BADL），9～20 项为工具性日常活动（instrumental activities of daily living，IADL）（表 2-1-1）。

表 2-1-1　日常生活能力量表（ADL）

项　目	得分			
	1分	2分	3分	4分
1. 吃饭				
2. 穿脱衣服				
3. 洗漱				
4. 上下床、坐下或站起				
5. 室内走动				
6. 上厕所				
7. 大小便控制				
8. 沐浴				
9. 自己搭乘公共汽车（知道乘哪一路车，并能独自去）				
10. 在住地附近活动				
11. 自己做饭（包括洗菜、切菜、打火/生火、炒菜等）				
12. 吃药（能记住按时服药，并能服用正确的药）				
13. 一般轻家务（扫地、擦桌）				
14. 复杂家务（擦地、擦窗、搬东西等）				

续表

项 目	得分			
	1分	2分	3分	4分
15. 洗自己的衣服				
16. 剪脚趾甲				
17. 购物				
18. 使用电话（必须会拨号）				
19. 管理个人钱财（指自己能买东西、找零钱、算钱等）				
20. 独自在家（能独自在家待一天）				
总分				

1分=自己完全可以做；2分=有些困难，自己尚能完成；3分=需要帮助；4分=根本没法做
总分范围：20~80分，>23分为认知功能损害

第二节 认知功能评估

一、记忆障碍自评表

记忆障碍自评表（AD8）是一项询问知情者的非常简短、易行的认知损害筛查工具，用于评估被测者因认知问题导致的改变，注重AD患者早期容易出现损害的几个方面，宜将其视为对总体认知能力变化的评估（表2-2-1）。AD8不是一个诊断工具，而是作为认知能力下降的筛查工具，测试被测者在日常生活中是否存在记忆障碍及由此引起的生活能力下降。

表2-2-1 记忆障碍自评表（AD8）

项 目	1分=是/有变化	0分=无/没变化	0分=不知道
1. 判断力出现问题（例如：做决定存在困难、做出错误的财务决定、思考障碍等）			
2. 兴趣减退，爱好改变，活动减少			
3. 不断重复同一件事（例如：总是问相同的问题、重复讲同一个事情或同一句话等）			
4. 学习使用某些简单的日常工具或家用电器、器械有困难（例如：VCD、电脑、遥控器、微波炉等）			

续表

项　　目	1分=是/ 有变化	0分=无/ 没变化	0分= 不知道
5. 记不清当前月份或年份等			
6. 处理复杂的个人经济事务有困难(例如: 忘了如何交付水、电、煤气账单等)			
7. 记不住和别人的约定			
8. 日常记忆和思考能力出现问题			
总分			

第一栏中的"是"表示在过去几年中在认知能力方面(记忆或者思考)出现问题
总分≥2分者须进一步评估

二、老年人认知功能减退知情者问卷

老年人认知功能减退知情者问卷(informant questionnaire on cognitive decline in the elderly,IQCODE)是用于评定老年人认知功能水平的问卷,是比较老年人10年来认知功能下降的幅度,而不是评估当前的认知状态(表2-2-2)。

表2-2-2　老年人认知功能减退知情者问卷(IQCODE)

比 10 年前	好多了	好一点	没变化	差一点	差多了	没法比较 或不知道
1. 记得家人和熟人的职业、生日和住址	1	2	3	4	5	9
2. 记得最近发生的事情	1	2	3	4	5	9
3. 记得几天前谈话内容	1	2	3	4	5	9
4. 记得自己的住址和电话号码	1	2	3	4	5	9
5. 记得今天是星期几、是几月份	1	2	3	4	5	9
6. 记得东西经常是放在什么地方	1	2	3	4	5	9
7. 东西未放回原位,仍能找得到	1	2	3	4	5	9
8. 使用日常用具的能力	1	2	3	4	5	9
9. 学习使用新的家用工具与电器的能力	1	2	3	4	5	9

续表

比 10 年前	好多了	好一点	没变化	差一点	差多了	没法比较或不知道
10. 学习新事物的能力	1	2	3	4	5	9
11. 看得懂电视或书中讲的故事	1	2	3	4	5	9
12. 对日常生活事件自己会做决定	1	2	3	4	5	9
13. 会用钱买东西	1	2	3	4	5	9
14. 处理财务的能力	1	2	3	4	5	9
15. 处理日常生活中的计算问题(如知道要买多少食物,知道朋友或家人上一次来访至今有多久了)	1	2	3	4	5	9
16. 了解正在发生什么事情及其原因	1	2	3	4	5	9
总分						

得分≥3.3 分者须进行下一步 MMSE 筛查

得分=有效项目数总分/有效项目数("没法比较和不知道"项不计入总分)

三、简易智能精神状态量表

简易智能精神状态量表(mini-mental state examination,MMSE)是最具有影响力的认知功能筛查工具,在国内外被广泛使用,筛查范围包括定向力(10分)、记忆力(3分)、计算力(5分)、回忆能力(3分)、语言能力(8分)、视空间结构(1分)的评估(表2-2-3)。

表 2-2-3　简易智能精神状态量表(MMSE)

项　目	评分	
1. 现在是哪一年	1	0
2. 现在是什么季节	1	0
3. 现在是几月份	1	0
4. 今天是几号	1	0
5. 今天是星期几	1	0

续表

项　　　目	评分	
6. 这是什么城市	1	0
7. 这是什么区	1	0
8. 这是什么街道	1	0
9. 这是第几层楼	1	0
10. 这是什么地方	1	0
现在我说3样东西，在我说完后，请您重复一遍并记住，过一会儿我还要问您。"皮球""国旗""树木"。请您重复(仔细说清楚，每样东西用1秒，如果受试者不能完全说出，可以重复，最多6遍，但记第一遍得分)		
11. 皮球	1	0
12. 国旗	1	0
13. 树木	1	0
现在请您算一算，100减去7，所得的数再减7，一直减下去，将每次的得数都告诉我，直到我说"停"为止(每一个正确答案1分，如果上一个错了，下一个对，如100-7=90，90-7=83，第二个仍给分)		
14. 100-7=93	1	0
15. 93-7=86	1	0
16. 86-7=79	1	0
17. 79-7=72	1	0
18. 72-7=65	1	0
刚才我让您记了3种东西，现在请您回忆一下是哪3种东西		
19. 皮球	1	0
20. 国旗	1	0
21. 树木	1	0
22. (检查者出示手表)这叫什么	1	0
23. (检查者出示铅笔)这叫什么	1	0
24. 我说一句话，说完以后您重复一遍，好吗？"大家齐心协力拉紧绳。"	1	0
25. "请闭上您的眼睛。"请您念一念这句话，并按这句话的意思去做(念对并有闭眼睛的动作才给分)	1	0

项　　目	评分	
我给您一张纸,请您按我说的去做:"用右手拿着这张纸,双手把它对折起来,放在您的左腿上。"现在开始(都念完后再开始)		
26. 右手拿纸	1	0
27. 双手对折	1	0
28. 放到左腿上	1	0
29.(指着下面空白处)请您写一个完整的句子,要有主、谓语,什么内容都可以(由受试者自己写,标点、拼音错误可以忽略)	1	0
30.(指着下图)请您按照这个样子把它画下来(必须画出 10 个角,2 个五边形交叉,交叉图形呈四边形,方能得分,线条不平滑可以忽略) 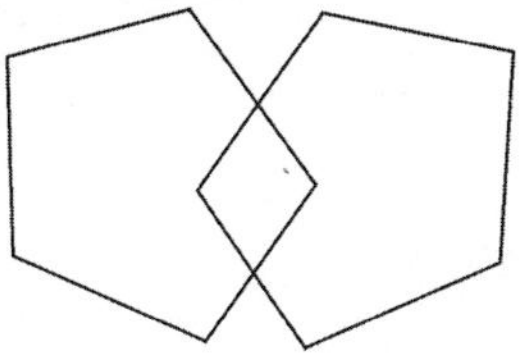	1	0
总分		

认知障碍参考值:文盲(未受教育)≤19 分;小学(受教育年限≤6 年)≤22 分;中学或以上(受教育年限>6 年)≤26 分

四、蒙特利尔认知评估量表

蒙特利尔认知评估(Montreal cognitive assessment,MoCA)量表包括注意与集中、执行功能、记忆、语言、视空间结构技能、抽象思维、计算力和定向力 8 个认知领域。与 MMSE 量表相比,MoCA 量表评价的认知领域更多并且更加复杂,更强调对执行功能和注意力方面的认知功能评估(表 2-2-4)。

表 2-2-4　蒙特利尔认知评估量表(MoCA)

项　　目	得分
视空间与执行功能 ⑤ ⑤结束 ○一 ○二 ○2 ①开始 ④ ○3 ○三 〔　〕　　〔　〕　复制立方体	画钟表(11 点过 10 分)(3 分) ___/5 轮廓[　] 指针[　] 数字[　]

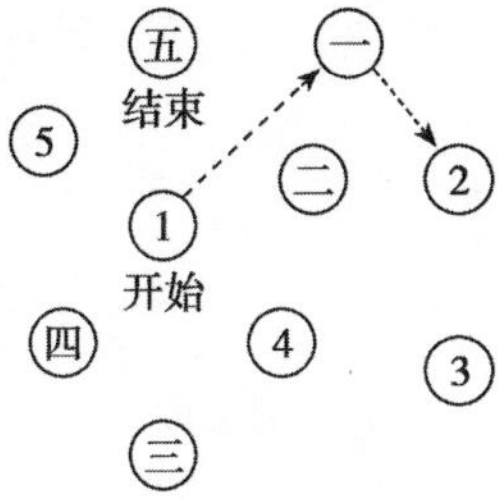

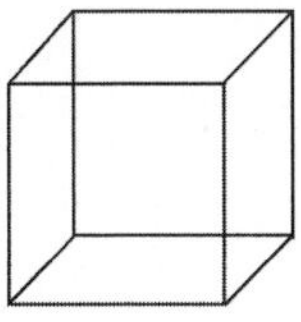

17

续表

项　　目			得分
命名	![image] [　　]	[　　]	[　　]	＿/3

记忆	读出下列词语，然后由患者重复2次，5分钟后回忆		面孔	丝绸	学校	菊花	红色	不计分
		第一次						
		第二次						

注意	现在我读一组数字(每秒1个)	顺背 21854[　　]	＿/2
		倒背 742[　　]	

	请注意听,现在我读一组数字,每当我读到1的时候,您就敲打一下桌子,当我读其他数字时,不要敲(错误数≥2个不给分)	521394118062151945111141905112[　　]	＿/1

	100减7,连续减5次(4或5个正确得3分,2或3个正确得2分,1个正确得1分,0个正确得0分)	93[　　]	86[　　]	79[　　]	72[　　]	65[　　]	＿/3

语言	重复:"我只知道今天张亮是来帮过忙的人。"[　　]"狗在房间的时候,猫总是躲在沙发下面。"[　　]	＿/2
	流畅性:在1分钟内尽可能多地说出动物的名字＿＿＿＿＿＿＿＿＿＿＿＿＿＿＿＿＿＿＿＿＿＿＿＿＿(N≥11)[　　]	＿/1

抽象	词语相似性(香蕉—桔子＝水果):火车—自行车[　　]　手表—秤[　　]	＿/2

延迟回忆	回忆时不提醒	面孔[　　]	丝绸[　　]	学校[　　]	菊花[　　]	红色[　　]	仅根据非提示记忆得分	＿/5
	分类提示:							
	多选提示:							

续表

项　　目	得分
定向 哪一年[　]　　几月份[　]　　几号[　]　　星期几[　] 地点[　]　　城市[　]	＿/6
总分	＿/30

认知障碍参考值:文盲≤13分,小学≤19分,中学及以上≤24分

第三节　照护者评估

一、照护者负担评估

阿尔茨海默病是一种慢性神经变性疾病,随着病情的进展,患者会逐渐失去生活能力,直至完全丧失。照护阿尔茨海默病患者是一个漫长而辛苦的过程。Zarit护理负担量表(Zarit caregiver burden interview,ZBI)(表2-3-1)是评估居家照护者负担的有效工具,用于了解照护者的状态以便及时调整,使之能更好地照护阿尔茨海默病患者。

表2-3-1　Zarit护理负担量表

项　　目	0=从不	1=很少	2=有时	3=经常	4=一直
1. 您是否认为,您所照料的患者向您提出的照顾要求比他(她)需要的要多					
2. 您是否认为,护理患者会使自己的时间不够					
3. 您是否感到在照料患者和努力做好家务及工作方面产生了压力					
4. 您是否因患者的行为而感到尴尬					
5. 您是否因为有患者在身边而感到烦恼					
6. 您是否认为患者已经影响到了您和您的家人与朋友间的关系					
7. 您对患者的将来,感到担心吗					

续表

项　目	0=从不	1=很少	2=有时	3=经常	4=一直
8. 您是否认为患者依赖于您					
9. 当患者在您身边时,感到紧张吗					
10. 您是否认为,由于护理患者,您的健康受到影响					
11. 您是否认为,由于护理患者,您没有那么多自己所希望的私人时间					
12. 您是否认为,由于护理患者,您的社交受到影响					
13. 您有没有由于患者在家,放弃请朋友来家的想法					
14. 您是否认为,患者只期盼您的照料,您好像是他(她)唯一可依赖的人					
15. 您是否认为,没有足够的钱用于照料患者了					
16. 您是否认为,不能继续照顾患者了					
17. 您是否认为,开始护理以来,按照自己的意愿生活已经不可能了					
18. 您是否希望能把患者留给别人来照料					
19. 您对患者有不知如何是好的情形吗					
20. 您认为应该为患者做更多的事情是吗					
21. 您认为在护理患者方面,您能做得更好吗					
22. 综合看来,您怎样评价自己在护理患者方面的负担					
总分					

总分88分。0~20分:无或很少负担;21~40分:轻度到中度负担;41~60分:中度到重度负担;61~88分:极重度负担

二、照护者积极感受评估

人的心理感受并不是一个单一维度的概念,而是包括消极感受和积极感受两个部分。负担与积极感受的有机结合才是照护者们的真实生活,只有全面、深入地理解了这种"真实生活",我们才有可能为阿尔茨海默病照护者们提供最有力的支持。照护者积极感受量表(positive aspects of caregiving,PAC)是评价 AD 照护者积极感受的工具(表 2-3-2),通过评估,了解照护者现状,提出更好的照护策略。

表 2-3-2　照护者积极感受量表

项　　目	非常不同意 (1分)	有些不同意 (2分)	中立态度 (3分)	有些同意 (4分)	非常同意 (5分)
1. 使我感到自己更加有用					
2. 使我对自己感觉良好					
3. 使我觉得自己被人需要					
4. 使我觉得自己被人感激					
5. 使我觉得自己很重要					
6. 使我觉得自己很坚强、 　自信					
7. 使我更加感激生活					
8. 使我对生活的态度更加 　积极					
9. 使我与他人的关系更加 　牢固					
总分					

第三章　阿尔茨海默病患者居家照护

第一节　居家患者健康档案

随着医学的发展,多种干预策略的实施使得阿尔茨海默病患者的认知功能下降速度减慢。在疾病的全过程中,患者绝大部分时间需要居家照护。若照护者对患者的居家现状掌握不全面,对居家照护要点不了解,会导致照护过程繁重,照护压力增加。居家患者健康档案的建立为实施有效的居家照护提供依据,有利于动态评估阿尔茨海默病患者居家健康状况,及时发现并解决照护问题(表3-1-1、表3-1-2)。

表3-1-1　个人基本信息表

姓名:＿＿＿＿＿＿　编号:＿＿＿＿＿＿

性别	□男　　□女		年龄	＿＿＿＿岁
本人电话		联系人姓名	联系人电话	
常住类型	1. 户籍　2. 非户籍	民族	1. 汉族　2. 少数民族	
血型	1. A型　2. B型　3. O型　4. AB型　5. 不详/RH阴性:1. 否　2. 是　3. 不详			
文化程度	1. 文盲及半文盲　2. 小学　3. 初中　4. 高中/技校/中专　5. 大学专科及以上　6. 不详			
职业	1. 国家机关、党群组织、企业、事业单位负责人　2. 专业技术人员　3. 办事人员和有关人员　4. 商业、服务业人员　5. 农、林、牧、渔、水利业生产人员　6. 生产、运输设备操作人员及有关人员　7. 军人　8. 其他			
婚姻状况	1. 未婚　2. 已婚　3. 丧偶　4. 离婚			
医疗费用支付方式	1. 城镇职工基本医疗保险　2. 城镇居民基本医疗保险　3. 新型农村合作医疗　4. 贫困救助　5. 商业医疗保险　6. 公费　7. 自费			
家庭收入	1. <3000元/月　2. 3000~5000元/月　3. 5000~8000元/月　4. >8000元/月			
照护者	1. 无　2. 配偶　3. 子女　4. 保姆　5. 照护师			

续表

发病时间		1. <1 年　2. 1~5 年　3. 6~10 年　4. >10 年
疾病程度		1. 轻度认知功能障碍发生前期　2. 轻度认知功能障碍期　3. 轻度痴呆 4. 中度痴呆　5. 重度痴呆
既往史	过敏史	药物:1. 无　有:2. 青霉素　3. 磺胺类药物　4. 链霉素　5. 其他 食物:
	疾病史	1. 无　2. 脑卒中　3. 高血压　4. 糖尿病　5. 冠心病　6. 高血脂　7. 慢性阻塞性肺疾病　8. 恶性肿瘤　9. 帕金森病或帕金森综合征　10. 外伤 11. 其他
	外伤	1. 无　2. 有:名称 1 _____时间_____;名称 2 _____时间_____
	吸烟	1. 无　2. 有:每日____支;持续时间:_____
	饮酒	1. 无　2. 有:每日____两;持续时间:_____
服药情况		1. 按时遵医嘱服用药物　2. 未按时遵医嘱服用药物
定期复检		1. 定期复检　2. 未定期复检　3. 不复检

表 3-1-2　健康状况评估表

项目		日期	首次 ___年__月__日	第二次 ___年__月__日	第三次 ___年__月__日
生命体征(体温、脉搏、呼吸、血压)					
生活照护	进食	独立			
		协助			
	穿衣	独立			
		协助			
	个人卫生	独立			
		协助			
	睡眠障碍	有			
		无			
	排泄障碍*	无			
		小便			
		大便			

续表

项目		日期	首次 ___年__月__日	第二次 ___年__月__日	第三次 ___年__月__日
康复训练	记忆力障碍	有			
		无			
	视空间障碍	无			
		有			
	执行功能障碍	无			
		有			
	言语障碍	无			
		有			
	失用	无			
		有			
风险与安全	精神行为异常	无			
		有			
	走失	无			
		有			
	其他意外事件	无			
		有(请注明事件类型)			
	压疮	无			
		有			
	肺部感染	无			
		有			
健康教育	疾病知晓水平	非常了解			
		认识不足			
		不了解			
	知识来源	无			
		有			
其他					

﹡"排泄障碍"写明失禁或排泄困难

健康处方:□生活照护　□康复训练　□风险与安全　□健康教育

需要_____人士进行护理

第二节 居家照护流程

完善居家患者健康档案,以居家流程为指引,为患者提供全面、专业的居家照护(图 3-2-1)。

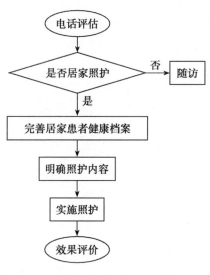

图 3-2-1 居家照护流程图

第三节 居家日常生活照护

一、进食

阿尔茨海默病(AD)患者在疾病进展过程中会出现不同程度、不同形式的进食困难。饮食不足或营养搭配不合理会影响患者的健康状况,导致营养障碍等不良后果。均衡的营养摄入对患者的健康状态非常重要。蛋白质是维持大脑功能活动的第一物质,若摄入不足,对大脑功能危害极大。蛋白质缺乏是阿尔茨海默病的危险因素之一。维生素摄入对人体也十分重要。人体衰老及脑老化的种种表现与维生素缺乏有着密切的联系。现已证明,阿尔茨海默病的发病与维生素 B_{12} 及维生素 E 缺乏有关。因此,保证充足的蛋白质及维生素摄入,对预防阿尔茨海默病有着积极的作用。

由于阿尔茨海默病患者认知功能下降,不能及时、准确地表述自身情况及进食障碍的原因,给照护工作带来困扰,使照护者感到无从下手,增加了照护难度。居家照护者要及时发现阿尔茨海默病患者的进食困难,提出照护策略,保证其营养均衡。

（一）照护目标

1. 营造良好的进食环境。

2. 提高患者进食兴趣。

3. 保证营养均衡。

4. 防止并发症发生。

（二）照护原则

1. 合理搭配膳食。

2. 关注合并症相关特殊饮食限制。

3. 保证足够饮食摄入量。

4. 饮食类型多样化。

5. 做好进食中的安全指导,发现并解决隐患事件。

6. 鼓励患者自行进食。

7. 维护患者进食中的自尊,建立自信心。

（三）常见问题及照护策略

1. 反复吃

（1）原因分析:很多照护者反映,阿尔茨海默病患者会不停吃东西。这主要是由于患者记忆力下降,忘记已经吃过东西,或者忘记吃饭的时间,吃过了还想吃,不停地向照护者要东西吃。还有一部分阿尔茨海默病患者由于辨别能力下降,不能判断自己是否已经吃饱了,从而反复吃东西。

（2）照护策略:①反复告知患者已经吃过饭了。②将要洗的碗和盘子放在水池中,带患者去看,告知患者已经吃过饭,碗还没有洗,让其相信。③将吃剩的菜和饭摆在餐桌上,不撤下去,以此提示患者刚刚吃过。④患者反复要吃时,带其看时间;对于已经不会看表的患者,告知其现在正确的时间,以此提示其已经吃过饭了。⑤对于不能判断自己是否吃饱,反复要吃的患者,控制每次的进食量,少量多餐,保证每日正常的餐量。

2. 不想吃

（1）原因分析:①食欲减退:部分患者随着年龄增长,味觉、嗅觉等功能减退,影响食欲;②患者因感冒、发热、口腔疾病、胃肠道疾病等身体不适,不想吃东西;③药品的不良反应导致胃肠道症状或食欲减退,影响患者正常进食;④精神行为异常:有的患者出现被害妄想,怀疑有人向饮食中下毒,不配合进食;⑤伴有抑郁情绪的患者进食较差;⑥饭菜品种单一。

（2）照护策略:①细心照料,寻找患者不想进食的原因。②发现患者出现感冒、发热、胃肠道不适时,及时带其就医。③定期检查患者口腔情况,避免由于口腔溃疡等原因导致不能正常进食。④遵医嘱服药,治疗精神行为症状。⑤观察药品的不良反应:例如,多奈哌齐的主要不良反应包括恶心、厌食,在服药初期较多见,使用一段时间以后,患者可以逐渐耐受。照护者要有心理准备,如果患者的症状较轻,不要随意减少用药次数或停药;如果症状持续时间较长,或不适感严重、无法耐受,应及时就医。⑥找到能够增加患者食欲的方法,饭菜要可口,选择青椒、红椒等配菜,做到色、香、味俱全;同时要保证充足的水分摄入,可以是温开水、豆浆、牛奶等,选择患者喜欢的饮品。除了在饭菜的制作上下功夫,适合的餐具也可以增加患者的食欲,如可以使用红、黄、蓝、绿等颜色鲜艳的碗和勺子等餐具。

3. 进食时间长

(1)原因分析:①记忆力下降导致患者将食物含在嘴里不记得咀嚼和下咽;②注意力不集中也是导致进食时间长的原因;③认知功能下降和身体各方面功能减退导致进食慢,时间延长。

(2)照护策略:①吃饭过程中反复提醒患者咀嚼、下咽;②创造一个安静的就餐环境,就餐过程中关闭电视、收音机等,让患者可以专注地吃饭;③每天在固定的时间、地点以及餐桌上用餐;④用餐环境要光线充足,保证患者能够看清楚食物,选择喜欢的食物;⑤餐桌上除餐具外,不要放置花瓶、装饰品等过多的摆设,布置尽量简单,避免患者分心。

4. 不自行进食

(1)原因分析:①中晚期阿尔茨海默病患者认知功能全面下降,严重影响生活自理能力,导致不能自行进食,完全由他人协助完成;②部分患者出现失用,不会使用筷子等餐具,导致不能自行进食,需要协助完成;③视力障碍导致患者看不清食物和餐具,也是影响其自行完成进食的因素之一;④心理因素同样需要引起重视,患者由于各方面能力下降,经常将饭菜撒到衣服上、餐桌上,因此不愿意自行进食。

(2)照护策略:①根据患者的能力,选择适宜的餐具。注意观察,如果发现患者出现不会使用或握不稳筷子的情况,为其提供勺子。②提供一些不需要使用餐具的食物,如玉米、白薯、花卷、包子、馒头之类,让患者用手拿取。③判断患者是否存在视力障碍,如果存在则给予治疗,以发挥患者最大能力。④餐具的颜色与餐桌桌面的颜色有所区别,避免患者出现混乱,不知道饭菜的准确位置。⑤就餐过程中,不要对患者期望过高。由于患者各方面能力下降,出现饭菜遗撒的情况是很正常的,应避免指责,多给予鼓励,从而使其坚持自行完成。照护者可以给患者做示范,告诉其应该如何进食。

5. 噎食

(1)原因分析:①对于不能自行进食的患者,喂饭过快,患者来不及咽下或者忘记下咽,就继续喂下一口;②食物选择不适宜,如进食馒头、花卷等干硬的食物。

（2）照护策略:①缓慢协助患者进食,不宜过快,随时请患者张嘴,检查口腔,避免食物没有下咽,堆积在口腔中,确保其咽下后再喂;②选择易消化的食物,避免馒头、花卷等干硬食物,可以配汤,防止噎食发生。

6. 误吸

（1）原因分析:①未及时发现患者存在吞咽障碍;②对于有吞咽障碍的患者,喂饭时体位选择不当、喂饭过快、每次喂食量过多;③有的阿尔茨海默病晚期患者会留置胃管,管路护理不到位会导致误吸的发生。

（2）照护策略:①居家照护过程中,观察患者有无就餐或喝水时出现呛咳的情况,如果存在,要注意减缓进食的速度,让其小口、缓慢进食。②需要协助喂饭的患者宜选择半卧位或坐位,并注意咀嚼食物和下咽期间不要说话。③对于留置胃管的患者,每次注入营养液前检查胃管的深度,保证胃管在胃内;将患者头部垫起,与床面呈 30°为宜;先使用注射器抽吸,如果胃内有残留物没有消化吸收,暂停注入营养液。

7. 烫伤

（1）原因分析:患者无法正确判断食物的温度。

（2）照护策略:照护者为患者把关,食物不能过热。

8. 进食异物

（1）原因分析:阿尔茨海默病患者由于行为异常会出现异食癖,主要表现为吃奇怪的东西,如衣服的纽扣、硬币、没有剥皮的香蕉等,需要引起注意。

（2）照护策略:在这些不应该吃的东西上涂抹可食性刺激物,如辣椒等,让患者产生不好的感觉和记忆,从而不再吃纽扣等物品。反复告诉患者哪些东西可以吃,哪些东西不能吃,但不要强行制止患者的行为。

（四）照护误区

照护者要避免对患者过度照顾,一切替患者完成,包括就餐。患者本可以自己吃,但照护者觉得患者吃得慢或会将饭菜撒落一地,便给患者喂饭。这样会打消患者自行吃饭的信心,使其失去原有的进食能力,不去自己主动吃饭,而依靠照护者协助。避免为了保证营养,强迫患者吃不愿意吃的食物,导致其不配合,最终不吃饭,甚至引起不良情绪反应。

（五）评价

1. 患者在安静、舒适、愉悦的环境下进餐,生活质量提高。

2. 患者进餐过程中食欲良好,有进食欲望,摄入蛋白质、维生素及膳食纤维丰富的饮食,未发生营养不良。

3. 患者在进食过程中未发生误吸、噎食、烫伤等。

4. 患者的进食行为被尊重并得到肯定。

二、穿衣

阿尔茨海默病患者在疾病进展过程中,自理能力会逐步下降,直至丧失,包括自己穿脱衣的能力。认知功能损害及疾病进展,导致患者出现搭配衣服障碍,不会根据季节选择衣服直至不再自行穿脱衣服等。这会加重照护者的负担。如何让患者保留穿衣能力,是居家照护关注的问题之一。

(一)照护目标

1. 最大限度地发挥患者的能力,使其保留穿衣的能力。

2. 让患者能配合穿脱衣物。

3. 保证患者体面的着装,维护其尊严。

(二)照护原则

1. 鼓励患者自己穿脱衣服。

2. 根据患者疾病的不同阶段,选择适宜的衣服。

3. 尽可能根据患者的喜好选择衣物,维护其形象。

(三)常见问题及照护策略

1. 不知道如何穿衣服

(1)原因分析:①由于阿尔茨海默病病情进展,患者认知功能下降,生活自理能力下降,对于熟悉的衣物,不知道如何穿上,如不会系扣子、不会系皮带等;②照护者不适宜的干预、催促,导致患者不愿继续尝试穿衣服。

(2)照护策略:①阿尔茨海默病患者已经很难接受新的生活方式,所以要维持其原有的生活习惯,并做到生活规律,每天在固定时间穿衣服。②简化穿衣任务,降低穿衣难度。照护者为患者选择相对穿脱方便、款式简单、舒适的衣服。若患者不会扣纽扣,可改穿拉锁或套头款式的衣服。若患者不会系皮带,可将裤子改为松紧带款式;若患者不会系鞋带,可选择不需要系鞋带、一脚蹬的鞋子。③掌握照护技巧:有的患者会将扣子系错位置,有的患者衣服穿不平整,此时要避免指责;对于穿衣速度缓慢的患者,要耐心等待,不要催促,多使用鼓励性语言;给予明确的指导语,比如告诉她"穿上这件上衣",而不是简单地说"穿上";只要患者能够自己穿衣服,就应该给予肯定,如"今天穿衣服的速度又加快了""这身衣服颜色搭配得很好看"等,增强患者的自信心;对于总是穿错衣服正反面或前后的患者,可以在每次穿衣时反复提醒,但一定要注意语气和态度,可以告诉患者正反面的区别(如衣服商标等),还可以在衣物的前后面缝上区别的标志物。

2. 无法选择适宜的衣服

(1)原因分析:由于阿尔茨海默病患者各方面的能力逐日下降,穿衣也会受到影响。在季节变换的时候,患者不能正确分辨季节,会出现衣服选择问题,出现夏季穿棉衣、冬季穿衬衫的情况。部分患者无法判断衣服是否合体。

（2）照护策略:随着疾病的进展,患者的各项能力都会下降,因此在患病的初期就要开始训练患者的穿衣能力。鼓励患者参与选择衣物,尊重患者的选择,避免指责。在季节变换的时候要反复告诉患者该季节的气温特点,让其去感受,并讲解该季节的穿衣特点。比如,夏天带患者散步时,可以让其看看太阳,患者出汗的时候告诉他(她)是由于天热造成的,所以要穿短袖衣服。不同季节的衣服要分开放置,并及时更换衣橱内的衣服,拿出不符合当前季节或很少穿的衣服,使患者在更换季节时只能选择本季节的衣服,减少选择。对于无法判断衣服是否合体的患者,避免穿太宽松的衣服。裤子太肥、太长,走路时容易踩到裤脚,发生跌倒;袖子太肥,容易被门把手挂住或带落桌子上的物品,造成伤害。

3. 不肯更换衣服

（1）原因分析:阿尔茨海默病的主要表现是记忆障碍。患者首先出现的是近事记忆减退,记不住刚刚发生的事情,随着病情进展,出现远期记忆力减退,即遗忘发生已久的事物和人物。患者经常怀念过去的人或事,对于某件有特殊意义的衣物,比如亲人送给的、某次活动的纪念,往往有特殊的情节,因此穿上不肯更换。大多数患者很难记住身上衣服穿了几天,导致不肯更换衣服。

（2）照护策略:对于阿尔茨海默病患者,不要强行令其更换衣物,更不要试图说服,以免刺激患者。患者表达能力下降会使其无法正确表达内心的感受和想法,照护者要细心观察。对于患者喜欢或有特殊意义的衣服可以多准备几件,如果买不到同样的衣服,可以购买同款式和颜色的。对于一直穿同一件衣服的患者,可以在穿衣的当天进行拍照并在照片上记录时间,隔天更换衣物时拿出来让患者看。对于仍有读写能力的患者,可让其自己写下当天穿衣服的样式及颜色,隔天看一下。

4. 不穿衣服

（1）原因分析:①由于认知功能下降,重度阿尔茨海默病患者不再知道衣服的功能及穿衣服的重要性;②照护者习惯性地协助或者替代患者穿衣,让患者过度依赖照护者;③照护者不经意间的指责和批评,给患者造成心理压力,从而不愿意穿衣服;④患者感觉衣服不舒适。

（2）照护策略:①对于不能表达不穿衣服原因的患者,可通过其简单的语言和肢体动作来体会患者所表达的意思;②照护者可让患者观察周围人,必要时则帮助患者穿衣服;③对于已经丧失维护形象意识的阿尔茨海默病患者,不要试图强行给其穿衣服,不要激惹患者,可暂停穿衣,平复其情绪,等待 10 分钟再尝试协助穿衣;④虽然重度阿尔茨海默病患者生活自理能力严重受损,照护者也应该尝试训练患者的穿衣能力,示范如何穿衣服,避免直接替代患者完成穿衣行为;⑤患者经常会因为衣服不合身或引起瘙痒而把衣服脱掉,因此照护者应注意检查衣服穿起来是不是很舒服。

5. 上衣和裤子颠倒穿

(1) 原因分析:随着疾病进展,阿尔茨海默病患者可能会出现穿衣失用,导致无法正确分辨上衣和裤子。

(2) 照护策略:如果患者出现上衣和裤子颠倒穿的行为,照护者应及时指出错误,给予纠正;可以在衣柜上贴标识,并写上衣服的种类和名字,或者使用上衣、裤子的图片帮助患者理解,使患者从图片中得到启示。

6. 无法合理搭配衣服

(1) 原因分析:阿尔茨海默病患者辨别能力下降,导致无法合理搭配衣物。

(2) 照护策略:合理搭配衣服是更高层次的要求。对于阿尔茨海默病患者,首先还是要以舒服、便于穿脱、能自行完成穿衣行为为主。在此基础上,照护者要充分了解患者的喜好,在疾病早期可以请患者自己进行服装搭配,在疾病中晚期,照护者可提前搭配好衣物;可选择颜色鲜艳的服饰(鲜艳的颜色可以刺激患者的感官系统);一旦患者搭配不当,不要批评,可提出建议供其自行选择。

(四)照护误区

随着病情的进展,阿尔茨海默病患者会出现穿衣困难。照护者要注意,当患者衣服选择不合适但不影响保暖时,不一定要刻意纠正,更要避免责怪,因为这样容易使患者产生焦虑情绪,诱发异常行为;还要尽可能地保留患者的穿衣能力,鼓励患者自己穿衣服,不要过度替代,以免使其产生依赖心理,加速丧失穿衣能力,增加照护者负担。

(五)评价

1. 患者能自行或在照护者的指导下完成穿衣行为。

2. 轻、中度阿尔茨海默病患者能在照护者的协助下选择适宜的衣服,重度阿尔茨海默病患者由照护者帮助穿衣,维护患者尊严。

三、沐浴

沐浴能清除汗垢油污、消除疲劳、舒筋活血、改善睡眠、提高皮肤新陈代谢功能和抗病力,是日常生活中的一项基本需求。

随着病情的进展,阿尔茨海默病患者日常生活能力下降,在洗脸、刷牙、沐浴等个人卫生护理方面会出现不同程度的困难。例如,对于沐浴有特别的恐惧,从而出现各种表现,比如不配合、尖叫、抵抗或击打。照护者应明确患者拒绝沐浴的原因,了解照护技巧,可以让患者沐浴变得稍微容易一些。

(一)照护目标

1. 及时发现并解决患者的沐浴问题,保持患者皮肤清洁,防止感染的发生。

2. 最大限度地发挥患者的沐浴能力,鼓励患者自行沐浴,必要时给予协助。

3. 创造宽敞明亮的沐浴环境,室温合适,保证患者沐浴时的安全。

(二)照护原则

1. 处于任何疾病阶段的患者都应该保持皮肤的清洁,防止皮肤感染造成的并发症。

2. 尽可能鼓励患者自行沐浴,保留自理能力。

(三)常见问题及照护策略

1. 不会沐浴

(1)原因分析:阿尔茨海默病患者由于日常生活能力下降,无法完成像沐浴这种相对复杂的事情。不能找到浴室、不记得沐浴步骤、不会使用香皂等沐浴用物都导致患者不会沐浴。

(2)照护策略:①充分评估患者的能力,提供帮助;②在浴室粘贴图片标识,每天带患者去看,让患者能够顺利地找到浴室;③使用简单的词语指导患者完成沐浴的步骤,比如"坐下""这是毛巾""现在洗头""把胳膊抬起来";④降低对患者的要求,简化沐浴的过程,可以直接用洗发水洗头和身体;⑤保证洗浴用具充足,用具操作要简单;⑥沐浴前准备好沐浴物品,如毛巾、香皂、浴巾。⑦可在洗浴用品上用简单易懂的图片代替文字说明,让患者对其用途一目了然。

2. 不愿意沐浴

(1)原因分析:①随着病情进展,阿尔茨海默病患者会对周围事物失去兴趣,喜欢终日呆坐,加重沐浴的困难;②患者可能会觉得沐浴是一件不愉快的事情;③患者对沐浴会有恐惧感;④患者原来的习惯被改变。

(2)照护策略:①不要改变患者以往的沐浴习惯,包括沐浴的时间、用物、方式。帮助患者制订一个定期沐浴的时间表,将沐浴的时间调整到患者一天中最平和、最愿意合作的时候。不要随意更换患者沐浴的毛巾等物品,更不要改变患者沐浴的方式,比如不要从已经习惯了的淋浴改为坐浴。②用各种方法唤起患者对沐浴的兴趣,如告诉他(她)水温很舒适,香皂或沐浴液的味道很好闻,可以在沐浴时在浴盆中放一些患者喜欢玩耍的物品或在沐浴时播放他喜欢听的音乐。③患者不喜欢沐浴,觉得是一件不愉快的事情,从而拒绝沐浴时,可以谈论其感兴趣的话题来转移注意力;情绪波动明显时,可暂时停止沐浴,不可强求,不要加重患者痛苦的体验;或者采取"过一会儿再试试"的办法(由于近事记忆力下降,患者可能会忘记刚才拒绝沐浴的不愉快经历)。④可以采用化整为零的方法,比如第一天只洗头,配合的时候再洗身体,分开进行。

3. 没有体会患者的感受

(1) 原因分析:①照护者更多的时候希望患者赶快完成沐浴的任务,很少关心患者的情绪反应,不去分析患者为什么不配合沐浴;②沐浴后未做好皮肤护理,使患者感到不舒适。

(2) 照护策略:①尊重患者的想法,询问患者是现在沐浴还是过一会儿沐浴,喜欢淋浴还是盆浴;②注意保护患者的隐私,维护患者的尊严,选择同性、熟悉的照护者来协助,让患者觉得不会受到伤害;③有些患者沐浴时害怕衣物被偷走,可将衣物放在其可以看见的位置,以消除其顾虑;④老年人的皮肤干燥,沐浴后及时给予润肤露涂抹,防止瘙痒等不舒适感;⑤对于卧床患者,照护者要保持其皮肤的清洁,尤其是在排泄后要及时清洗,会阴及肛周清洗后可涂抹保护剂保护皮肤,保证皮肤的完整性;⑥沐浴后,注意擦干脚趾间的水;⑦沐浴完成后,多给予表扬和鼓励。

4. 患者无法保证沐浴时的安全

(1) 原因分析:阿尔茨海默病患者的能力全面下降,安全意识也会下降,甚至丧失。

(2) 照护策略:保证患者沐浴过程中的安全。①对于行动不方便的患者,照护者不要离开,不能让患者独自在浴室沐浴;②对于身体衰弱的患者,在沐浴时要注意保护,在浴室内安装扶手,放置防滑垫和浴椅;③注意控制水温,水温过高会导致烫伤,水温太凉容易使患者抵触;④把喷头的水流调整到温和喷射的状态,避免水流太强劲;⑤注意不要迎面冲水,避免患者呛水或把水冲到眼睛里,还要注意不要把水冲到耳朵里。

(四)照护误区

在协助沐浴过程中,照护者使用不恰当的言语,如"不沐浴多脏呀""不能不沐浴",使患者觉得是在指责他,更不愿意配合。照护者忽略患者的情绪变化,为了保证患者皮肤清洁,即使患者不愿意也要求其沐浴,导致患者抵触,甚至引起不良情绪反应及过激的行为。

(五)评价

1. 患者能够配合沐浴,保持皮肤清洁。

2. 照护者掌握照护技巧,协助患者完成沐浴。

3. 卧床患者皮肤清洁,无皮肤感染发生。

四、睡眠

阿尔茨海默病患者广泛存在睡眠障碍和睡眠节律紊乱。这种情况一般出现在疾病的早期，并随着病情进展而加重。阿尔茨海默病患者在痴呆发生前10~15年就可能出现睡眠障碍，且痴呆程度与睡眠障碍的严重程度呈正相关关系。目前，其机制还不甚明了，可能与脑内 β 淀粉样蛋白慢性聚集形成斑块沉积、大脑退行性病变，使得褪黑素分泌减少、生物钟老化，以及文化程度、外界环境因素、生活方式等有关。阿尔茨海默病相关睡眠障碍主要表现为实际睡眠时间减少、睡眠质量改变，可有入睡困难、片段睡眠、夜间躁动、睡眠-觉醒节律紊乱等，尚无特效治疗药物。

睡眠障碍对阿尔茨海默病患者的认知水平、日常生活能力都会产生严重影响，可加速痴呆的进展，降低其自身生活质量，还会加重照护者身心负担，甚至造成照护者的睡眠障碍。因此，应高度重视阿尔茨海默病患者的睡眠状况，加强睡眠照护。

（一）照护目标

1. 确保患者夜间睡眠时间。

2. 保证患者在非睡眠期间的安全。

（二）照护原则

1. 减少干扰因素，提供良好的睡眠环境和条件。

2. 患者情绪波动时，合理运用沟通技巧进行安抚。

3. 照护者明确导致患者睡眠障碍原因，并实施有效干预。

（三）常见问题及照护策略

1. 日落激越　又称日落综合征，在阿尔茨海默病患者中较常见，通常出现在黄昏或傍晚，具体表现为困惑、焦虑、侵犯、激越行为或不配合，也可出现徘徊与游走，不合时宜地喊叫，打开厨房器具开关，偶尔可打碎家具设备，好斗，牙牙学语等，给照护者带来照护困难。

（1）原因分析：日落激越可以解释为大脑皮质已经进入休息状态时，患者仍处于兴奋状态的一种现象。随着疾病进展，患者生物钟节律调节功能受损，睡眠周期被打乱，造成白日昏睡、夜不入眠，并且晚上光线不足，再加上疲惫或日间无聊，缺乏活动刺激，触发日落激越行为。

（2）照护策略：①要保持冷静，问问患者是否有什么需要，不要和他们争论，提醒他们现在的时间；②如果患者要起床来回走动，不要阻止他，跟在他的身旁保证安全；③记录哪些事情可以触发激越行为，尽量避免；④保持日常在固定的时间起床、吃饭和睡觉，将每天的事情（如外出、约会、沐浴等）安排好，让患者觉得自己很棒，增加自信；⑤避免摄入尼古丁和酒精之类的兴奋剂，如果患者想吃含有咖啡因的食物,确保在早晨吃;⑥傍晚,不要让电视和音乐的声音太大,家里其他成员也要注意不要制造太多的噪声;⑦保证房间的温度和湿度适宜;⑧面对这样的患者,照护者很难保证自己的睡眠质量,白天要抽时间休息,也可以找人替换,照顾好自己才能成为好的照护者。

2. 睡眠-觉醒节律紊乱　表现为日间睡眠时间增加,夜间睡眠混乱,出现半夜吵闹、早醒等问题。

(1) 原因分析:由于阿尔茨海默病患者存在时间定向力障碍,可能分不清白天和晚上,早期即可出现睡眠-觉醒节律紊乱,随着病情逐渐加重,甚至出现完全的昼夜睡眠颠倒。

(2) 照护策略:①建立有规律的活动时间表,使患者养成良好的睡眠习惯和方式,形成固定的生物钟。②每天定时督促患者进行一定活动,增加日间光照。一般情况下,老年人白天接受的光照越多,其昼夜节律和睡眠模式越趋向正常。这与光线照射影响人体中褪黑素的分泌有关。褪黑素的分泌有利于调节昼夜节律,改善睡眠。室内灯光照射能达到类似效果,可根据具体情况选用床头灯、台灯、落地灯和顶灯。③白天多和患者聊天,让患者参与社会活动,限制日间小睡的次数和时长,调节睡眠时间及规律。

3. 早醒

(1) 原因分析:随年龄增长,人的神经系统开始进行性退化,调节机体睡眠的神经内分泌轴老化,加之阿尔茨海默病患者褪黑素量及活性明显降低,睡眠调节能力进一步被破坏。因此,阿尔茨海默病患者常发生失眠症。

(2) 照护策略:①使患者养成良好的睡眠习惯,作息规律,每天固定时间起床、固定时间上床睡眠;②睡前减少与睡眠无关的行为,床及卧室只用于睡眠,不让其在床上看书、看手机、看电视;③不让患者白天打盹,确保其白天锻炼量足够,多晒太阳;④协助患者睡前泡脚或用热水擦洗;⑤协助患者睡前排小便,不要让其喝太多的水,以减少起夜的次数;⑥保持患者的生活习惯及舒适的睡眠体位;⑦使患者保持轻松的心情,可协助患者用手指按压百会、劳宫、涌泉等穴位,使其精神放松;⑧无论患者夜间睡多久,清晨都要准时起床,限制日间睡眠频率和时间;⑨如果患者夜间睡眠时间过短,也可以陪其在屋内走一走,引导其再次入睡;⑩夜间锁好门窗,防止患者走失。

4. 入睡困难

(1) 原因分析:①睡前发生一些事情使患者比较兴奋而难以入睡;②不恰当的饮食、环境导致患者入睡困难。

(2) 照护策略:①在睡觉前,用安静、平和的语言与患者交谈,避免谈论使其兴奋的话题或看比较激烈的电视节目;②每天从下午开始就要限制给患者喝茶或含有咖啡因的饮料;③晚上给患者准备温开水或热牛奶;④晚餐规律且不宜过饱,可进食促进睡眠的食物,如核桃粥、黑芝麻糊等,既可防止饥饿影响睡眠,又可促进大脑分泌血清素,起到放松肌肉和镇静催眠的作用;⑤创造温馨舒适的睡眠环境,如调暗灯光,播放患者喜欢的轻音乐,以促进睡眠。

5. 夜间吵闹

(1) 原因分析:部分阿尔茨海默病患者会出现幻视、幻听,常半夜醒来,感觉卧室有其他人或有异物,因而感到恐惧和不安。

(2) 照护策略:①试着从患者角度中看四周,找出可能诱发他们出现幻觉的"触发物"。常见的"触发物"有衣架上挂的衣服,来自电视机的声音等。②在黑暗的环境下,打开夜灯可以减缓不安,和缓的语调及声音可以让患者感到安全。③不要大声说话或责骂,应扶患者回到床上并适当陪伴、安慰。④如果上述措施未见成效,患者仍然有幻觉的话,应及时向医生反馈,必要时遵医嘱采取药物辅助治疗。

(四)睡眠照护误区

部分照护者认为患者有疾病,应该多休息,导致其白天卧床时间过长,夜间不能入睡或容易觉醒,实际有效睡眠时间不足,甚至日夜颠倒。有些照护者因缺乏睡眠相关知识,仅靠催眠镇静类药物干预,不重视改善睡眠环境、饮食调整、休闲运动、限制睡眠等非药物干预措施,并且用药期间忽视给予患者安全用药的照护,从而因用药不当造成患者药物蓄积中毒、药物依赖、日间睡眠过多进一步扰乱正常睡眠等不良后果。

(五)评价

1. 患者能在良好的睡眠环境和条件下入睡,夜间睡眠时间充足。

2. 照护者能有效应对患者日落激越、夜间幻觉等表现。

3. 睡眠障碍期间,患者无意外事件发生。

五、排便

排便障碍包括排尿、排粪障碍,主要由于自主神经功能紊乱所致。排尿障碍主要表现为排尿困难、尿频、尿潴留、尿失禁等,由排尿中枢或周围神经病变所致,也可由膀胱或尿路病变引起。排粪障碍以便秘、便失禁、自动型排便以及排便急切为主要表现,可由神经系统病变引起,也可由消化系统或全身性疾病引起。

当阿尔茨海默病患者的认知、生理及感官功能衰退时,其排便的自主维持会越来越困难,因而容易出现失禁现象。尤其是到了疾病中晚期,除了上述表现外,患者还会出现不能及时找到卫生间的情况,而且这种情况的发生会越来越频繁。这给照护者增加了护理难度。对于有排便障碍者,如果护理不到位,会引起并发症的发生。对此,照护者要做好充分的准备。另外,照护者还要考虑患者的心理感受,减轻患者的压力。做好排便障碍者的护理,掌握照护技巧非常重要。

（一）照护目标

1. 对排便问题进行干预,防止并发症。

2. 改善患者排便场所,促进自主排便能力。

3. 建立自主规律的排便习惯,提高患者生活质量。

（二）照护原则

1. 照护过程中不指责、不伤害,保护患者自尊心。

2. 诱导患者识别排便场所,协助其控制排便行为,建立规律的排便习惯。

3. 对有排便能力的患者,鼓励自主如厕。

4. 采取有效措施改善排便障碍。

5. 关注患者排便状况,预防并发症的发生。

（三）常见问题及照护策略

1. 找不到厕所

（1）原因分析:患者能够识别便意,但因为不知道必须去卫生间或找不到卫生间,所以在不适当的地方（如厨房、卧室、公共场所等）大小便。这主要是由于阿尔茨海默病患者出现视空间障碍及记忆力下降,导致忘记卫生间的位置或不认识卫生间的标识,或者对排泄场所没有明确认知。

（2）照护策略:①不要经常改变居住地点和房屋内家具摆设,减少患者找卫生间的难度;②将易诱导患者错误识别卫生间的物品移开,使用不同颜色区分卫生间与其他房间地面,以利于患者寻找;③在患者家里设置明确的标记,如在卫生间门上挂上明显标记或卫生间图形,或在从居室的床、沙发至卫生间门、坐便器前的通路上连续粘贴醒目的标记（如黄色胶带）,指示卫生间位置,强化视觉效果;④若居室与卫生间距离较远,可在走廊和卫生间增加小夜灯,训练患者夜间在灯光指引下找到卫生间;⑤平时可以打开卫生间的门,便于患者看到马桶;⑥日间和患者共同辨认室内卫生间位置,按照拟定的标志通路从居室固定位置至卫生间的线路,强化行走通路;⑦夜间患者的视空间障碍更加明显,许多照护者会反映患者经常起夜后在卧室、门厅、厨房等地排便,照护者可在患者入睡前,多次带领其记忆从居室的床至卫生间的线路及卫生间处的识别标识;⑧外出时,照护者告知患者公共卫生间的标识,并与患者共同前往。

2. 来不及上厕所

（1）原因分析:患者虽感觉到便意（异样感和急迫感）,但不能识别,表现为心神不安、漏尿等。

（2）照护策略:对于此种情况,照护者不应马上给患者使用尿布而应注意观察患者的便意,劝说其去厕所。照护者可把患者如厕时间记录下来,寻找规律,制订如厕时间表,按时送患者去厕所,如在进餐前后、睡前或每隔 2 小时如厕一次。如果卫生间距离卧室较远,可在卧室放置床边简易坐便器。若患者常起夜,可将小便壶放置于床旁,让患者自行或由照护者协助在床上或床旁小便。

3. 如厕步骤混乱

(1) 原因分析:患者出现逻辑思维、综合分析能力减退,导致对排便的步骤不清晰,表现为在卫生间时不知所措、烦躁不安和用力拉扯衣服。

(2) 照护策略:①用简短、易懂的字句向患者暗示或重复讲解如厕的每一个步骤,包括解裤带、脱裤子、坐于马桶然后放松排便;②如果在口头指导下,患者无法正确如厕,就需要照护者手把手地帮助其完成每个步骤;③简化患者着装,避免穿着使用皮带及拉链的裤子,可使用橡皮筋裤带或以魔术贴代替纽扣、拉链以便于脱下,简化如厕步骤;④如厕过程中不要催促患者。

4. 失禁

(1) 原因分析:阿尔茨海默病患者发生排便障碍往往是因大脑皮质受累导致的神经源性排便异常。另外,由于盆底括约肌和尿道括约肌松弛,也可导致患者二便控制能力差,出现二便失禁。

(2) 照护策略:要根据患者的年龄、病情,分析失禁的原因。和其他患者一样,阿尔茨海默病患者也容易受各种因素影响而出现失禁,如感染、便秘、药物、前列腺肥大等,所以在寻求处理失禁问题的方法前,患者须先进行适当的身体检查并咨询医生的意见,避免把所有问题都归咎于阿尔茨海默病。①对于存在二便失禁的患者,通过细致的观察总结患者的排便规律,根据排便时间,有目的、主动协助其排便,避免或减少患者将大小便弄到裤子上或床单上;②对于卧床患者,协助其在床上排便,并及时清洁局部皮肤;③对于小便较规律者,可按时协助其如厕,正确使用便盆或尿壶;④对于小便次数多且无规律者,可给予透气性好、吸水性强的纸尿裤并定时更换,不可因怕麻烦,在患者没有尿潴留的情况下给予留置尿管,增加泌尿系感染的机会;⑤对于排大便不成形或无规律者,需随时观察其有无排便,减少粪便长期滞留而刺激皮肤,甚至发生失禁性皮炎。

5. 不寻求帮助

(1) 原因分析:阿尔茨海默病患者因缺乏隐私保护而抑制如厕的意愿,不愿意请照护者协助大小便,尤其是不熟悉的照护者,但是自己又处理不好,导致局部皮肤、衣裤不清洁。

(2) 照护策略:①照护者要从患者的角度考虑问题,尊重患者,注意交流方式,给予鼓励、支持,维护其自尊心。例如,如果患者弄脏裤子,不要直接说:"怎么又尿裤子了!"可以对他说:"您的衣服脏了,换一身干净的吧,我帮您洗一下。"②照护者细致入微的观察也很重要,应通过长期接触深入了解患者,理解患者的语言、行为,及时提供帮助。比如,有的患者说"我找不到卫生纸",可能就是想要如厕的意思;有的患者坐立不安、在房间走来走去,也可能是想要如厕的意思。③在照护过程中,鼓励患者提出如厕的需求,反复询问患者"您想去厕所吗? 我扶您过去"。

(四)排便照护误区

在患者出现失禁情况时,减少其水分摄入量的做法并不能改善失禁的情况,反而会增加泌尿系感染、便秘、体液不足等的发生风险,增加患者痛苦。对于出现失禁的患者,照护者应确保患者通过饮水、饮汤等摄入足够的水分;设定一个有规律的饮水时间表,如在进餐时或两餐之间多饮水;设定一个有规律的如厕时间表,如在进餐前后、睡前或每隔 2 小时如厕一次。同时,照护者要避免对患者过度照顾,不能因为患者经常尿裤子,便给患者使用成人尿不湿或尿垫。这样不仅会使患者失去控制排便的能力,还会使患者感到羞耻、不快,甚至恼怒。在患者如厕时,避免催促,以免使患者紧张而诱发失禁。在帮助找不到卫生间或失禁的患者时,照护者要记住所帮助的是一个需要隐私权的人,而他(她)为现在不能保留隐私权而感到屈辱,因此应尽量保护患者隐私,维护患者的自尊心。在照护过程中不要把患者当作孩子,态度要尽量平静、令人安心,表现出对患者的理解。

(五)评价

1. 患者无失禁性皮炎、尿路感染等并发症发生。

2. 患者能顺利找到排便场所。

3. 患者能独立或在协助下完成排便。

第四节 精神行为异常的照护

随着病情的进展,除了记忆障碍等认知功能损害之外,阿尔茨海默病患者还会出现涉及感知觉、情感及行为的各种精神行为异常,出现情感症状(焦虑、抑郁、易怒)、精神病性症状(幻觉、妄想、淡漠)、脱抑制症状(欣快、脱抑制行为)以及活动过度症状(易激惹、激越、冲动控制障碍、攻击性行为)。绝大部分阿尔茨海默病患者会出现精神行为异常,其严重程度往往随着病情的加重而加重,其中情感症状往往出现在轻度认知功能损伤阶段,而其他精神行为异常提示认知功能损害较重。

阿尔茨海默病的精神行为症状中,激惹、无目的的重复行为、冲动是照护者最常面对的问题。精神行为症状一旦发生很难控制,强行制止反而会引起患者激烈的反抗,使症状加重。针对这些精神行为症状的治疗分为药物治疗和非药物治疗。在开始任何干预措施之前,先要排除或治疗导致精神行为异常的原因,治疗措施要个体化,以达到最佳效果。由于抗精神病药物治疗存在一定不良反应,开始治疗时应首先考虑非药物干预方法,要注意对患者正面诱导、指导,积极做好预防工作,以缓解患者的痛苦,减轻照护者负担。

一、照护目标

1. 正确识别患者精神行为异常。
2. 保障存在精神行为异常患者的安全。

二、照护原则

1. 针对患者的异常行为采取有效照护措施,保证患者及周围人员不受伤害。
2. 尊重患者的人格、尊严、隐私,杜绝剥夺权力、污蔑人格的事情发生。
3. 给予鼓励和赞赏,提高患者的自信心和成就感。

三、常见问题及照护策略

1. 猜疑

(1)原因分析:由于记忆障碍和意识错乱,阿尔茨海默病患者经常会对身边的人或事充满猜疑,怀疑自己的东西被偷走了,怀疑其他人在撒谎,甚至怀疑自己的老伴对自己不忠。事实上这些事情根本没有发生,但是患者却坚信不疑。

(2)照护策略:照护者要理解这是疾病造成的,不要为此与患者争执,也不要向患者发脾气,更没有必要反复解释,应尽量理解患者,让他感受到你对他的关心,转移其注意力到其他活动上,使其慢慢淡化疑心;倾听患者遭遇的麻烦,适时给予安慰;必要时,可以用最简单的语言进行交流,避免冗长的解释使其更迷糊;如果患者猜疑有人偷了他(她)的东西,可以和患者到他(她)喜欢藏东西的地方一起寻找丢失的物品,还可以将患者经常丢失的东西进行备份。

2. 焦虑、抑郁

(1)原因分析:阿尔茨海默病患者常会因为对周围环境不熟悉,感到不安,出现烦躁、坐立不安、对事情过分担心的表现,部分患者还会出现情绪低落、难过、绝望、沮丧、泪流满面,甚至大声哭泣。这些都提示患者可能伴有焦虑、抑郁的情绪。

(2)照护策略:照护者要主动关心患者,耐心倾听患者诉说,但不要给患者讲道理;合理安排活动计划,找出患者感兴趣的人、事、地点,有针对性地安排活动,比如收拾房间、浇花等;看到患者的努力和进步,及时给予肯定与赞扬,让患者感到自己很重要;感受到患者受挫和悲伤时,适时给予安慰,告诉患者很快会好起来的;保持家庭氛围融洽、温馨,让患者感到家的温暖,没有被家庭抛弃;给患者提供其喜欢吃的食物,进行舒缓的运动及锻炼,从而缓解焦虑、抑郁的情绪。

3. 激越/攻击行为

(1) 原因分析:阿尔茨海默病患者和正常人一样,也会生气,甚至出现攻击行为,可能是由于病情和药物的共同作用引起,也可能是由于生活常态改变,如更换住所、更换照护者,使患者无法适应所致。患者对自身意愿表达不清、不被他人理解、难以达到自身想要达到的目的时,感觉紧张和恐惧,导致情绪暴发,产生激越/攻击行为。

(2) 照护对策:照护者应注意查找引起患者激越/攻击行为的原因,观察产生激越行为的规律和特征,避免容易诱发情绪波动的因素。①当患者出现坐立不安、到处走动、挑剔、哭喊、争吵等危险信号时,给予安慰,进行有效沟通;了解令其不安的因素,观察其躯体是否存在不适,若有及时解除;使用疏导、解释或转移注意力等方式减轻激越症状,避免发生争吵,必要时暂时回避。②创造安静、舒适、轻松的生活环境,避免噪声、光线等造成刺激。③生活环境固定,避免环境与照护者的变化。④妥善保存刀、剪等危险品,在不限制行动的同时,做好安全防护。⑤当患者可能对自己或他人造成伤害时,可使用躯体约束或寻求精神专科医生帮助,必要时给予保护性约束。约束过程中照护者在患者身旁看护,防止约束导致更严重的异常行为。攻击行为消除后,及早解除身体约束。⑥如果患者频繁出现攻击行为,必须到医院进行治疗。

4. 幻觉妄想

(1) 原因分析:阿尔茨海默病患者出现幻觉妄想是由于疾病造成的。有时患者描述的事情根本不存在,是臆想出来的,并对此事深信不疑,如患者会把自己的手当成第三只手或别人的手,想除去而出现受伤的情况。妄想常来源于患者的不安全感,幻听、幻视、被窃妄想、被害妄想是常见症状。

(2) 照护对策:①照护者应细致地观察并记录患者发生幻觉、妄想的规律和与药物的关系,寻找原因,如因药物引起应立即与医生沟通;②温和地对待患者,不要与其争执事件的真假,转移其注意力,减少敌对和不信任感;③可通过言语和行为给予支持,如给患者出示银行存折或钱财等,使其相信财产没有被盗;④消除刺激幻觉产生的因素,如墙壁上的图案、影子、镜子、窗户上的反射光线,过于刺激的电视节目等;⑤对有视听觉障碍的患者,为其配戴眼镜和助听器;保管好刀、剪、绳等危险物品,让患者远离煤气,关闭门窗,防止意外发生。

5. 脱抑制行为

(1) 原因分析:阿尔茨海默病患者对自身控制能力降低,很多伦理道德理念丧失,不能通过正常的思维实现对行为的控制,表现为说一些与性有关的脏话、不恰当地触摸他人,甚至在公共场合暴露性器官。

(2)照护对策:①对于患者出现的不假思索地冲动行事、讲粗话、语出伤人及性欲亢进等表现,不要做出强烈的反应,要理解这是由疾病导致的;②本着不争辩、不纠正、不正面冲突的原则,防止患者出现脱抑制行为;③在安全的前提下,可采取有意忽略的态度,还可转移患者注意力,如积极的体育锻炼可以减少脱抑制行为的发生;④出现严重脱抑制行为者需要积极就诊。

四、照护误区

对于阿尔茨海默病患者的精神行为异常情况,照护者不要过于紧张,不要去讲道理、争吵,也不能置之不理,要通过仔细观察发现患者的异常变化,给予合理的措施,改善患者异常的行为,使其感到关心与温暖,降低挫败感。

五、评价

1. 照护者能够及时发现患者精神行为异常的表现。
2. 居家照护过程中正确应对发生的精神行为异常,患者不发生意外伤害。

第五节 居家安全

一、防止走失

阿尔茨海默病进展过程中,患者会出现视空间障碍,导致其在熟悉的环境中迷路或找不到家门、在房间里找不到自己的床等,即使反复告知目的地患者仍无法到达,导致走失。同时,患者的判断力及处理应急事件的能力下降,甚至丧失,一旦发生走失,不会寻求帮助,甚至不知道自己已经走失,不能进行自我照护,严重者可危及生命。

照护者及家人在患者走失后常非常焦急,花费大量的时间、人力、物力、财力寻找,有的仍找不到,有的患者虽能够被找到但已受伤,对患者本人及家庭造成不可弥补的伤害。在照护过程中,照护者应了解患者认知障碍的程度及损伤的认知域,及时发现安全隐患,提出照护策略,防止走失,保证其居家安全。

(一)照护目标

1. 患者居住环境稳定、安全。
2. 防走失措施到位。
3. 患者外出后能安全回到家中。

（二）照护原则

1. 发现患者有游荡现象,寻找原因,适时给予干预。

2. 减少对居住环境的改变。

3. 患者外出期间有他人陪同,告知所处位置。

4. 为患者佩戴联系卡或定位装置,关注患者活动位置。

（三）常见问题及照护策略

1. 改变固有居住环境

（1）原因分析:固有生活环境改变,如搬家、到儿女家住、家中家具及物品位置改变等,会让阿尔茨海默病患者感到陌生、迷失,搞不清楚方向,出现激动、易怒等情绪波动。随着认知功能减退,患者视空间障碍和对环境的适应能力越来越差,环境不熟悉、环境中不当的刺激都会给患者带来不安全感,增加出走,甚至走失的风险。

（2）照护策略:①维持环境的稳定性和熟悉性,使患者尽可能生活在自己熟悉的环境中,避免突然变换住所及居室的布局和物品,如搬家、在不同子女家轮住、入住医院或养老院。必须变换居住环境时,尽量在居室内保留患者熟悉或喜欢的物品,如小件家具、老照片、图画等,帮助患者辨识周围环境。②向患者强化居所周围标志性建筑及标识,有利于患者熟悉和记忆。在迁居初期,照护者与患者共同出入,反复讲解新居住环境的特点及标志性物体,缓解患者紧张情绪,使其更好地度过环境改变初期。③在家中户门上安装安全插销,防止走失。

2. 怀念过去

（1）原因分析:随着病情进展,患者的短时延迟回忆能力下降明显,长时延迟回忆相对保留。患者对于年轻时的事情记忆深刻,想要完成以前经常完成的事情。例如,患者想离开家上班,其实已经退休很多年了;对亲人和物品感到陌生,想找回原来熟悉的地方,想找到熟悉的人等。这些都增加了患者外出的动机及走失的风险。

（2）照护策略:①照护者应在日常沟通中反复告知患者目前的生活状态及目前承担的家庭、社会角色。例如,可以带患者去想完成事情的地方,告知患者目前已经不需要做这些事情了,如带患者去曾经工作过的地方,告知其已经退休且不需要再到单位上班了。在向患者讲解过程中注意沟通方法,语气、态度平和,以患者能够接受为宜。②照护者创造机会让患者与家人一起进餐、聊天、外出散步、购物、做简单的家务(如一起择菜、做饭、洗餐具、擦桌子、做园艺活动等),丰富日常生活。

3. 未使用联系卡或定位装置

（1）原因分析:阿尔茨海默病患者外出时会抵触他人陪同。这些患者多存在自我评估过高,认为自己目前生活执行能力较好,不会走失。有些患者抵触家人给予佩戴防走失手环,认为这会标志自己是一位问题老人,使得周围人有异样的眼光,使自己成为谈论的焦点。有些患者佩戴防走失手环后自行摘下或损坏。部分家属在与患者沟通过程中表达过于粗暴,不注意态度,当面斥责,造成患者心理抗拒、不配合。

（2）照护策略:①照护者向患者表达外出时家人的陪同不是监督,而是陪伴与关心;陪伴外出时不要过度照顾,不要让患者感觉自己像孩子一样被看管;如果患者有抵触情绪,照护者可在患者身后跟随,不被其发现。②让患者佩戴联系卡或黄手环:告知患者佩戴手环的目的,向患者讲述走失的风险及严重性,得到患者认可后于每次出门前为其正确佩戴,对于不愿意佩戴者也不要强求,避免造成逆反心理。③采取电子定位设备降低走失风险:给患者使用具有定位功能的手机,并持续开启;患者和照护者手机同时安装并启动有定位/追踪功能的应用程序;对于拒绝使用定位设备者,可将设备缝在患者的衣服里面。④教会患者拨打和接听电话的技能,为患者设定手机快捷键、紧急联系人,告知并协助患者外出时佩带手机,可将手机佩戴挂绳挂于胸前。⑤患者外出期间,家人主动与其联系。⑥与邻居及社区相关人员沟通患者病情,以获取多方帮助。

4. 照护者知识缺乏

（1）原因分析:阿尔茨海默病早期患者认知功能障碍的表现较为隐蔽,比如买菜回来找不到家门,在家附近徘徊,由邻居送回。类似事件偶尔发生,不易被家属察觉,患者又不愿祖露自己的问题,照护者很难发现患者的走失隐患。只有当出现患者外出后找不到回家的路的情况时,问题才被发现并引起重视。

（2）照护策略:照护者应了解阿尔茨海默病患者的走失风险及走失后的严重后果,掌握视空间障碍的表现形式,可运用生活中的实例加深对视空间障碍的理解,从而及时发现患者的异常行为。若患者感觉自己迷路,照护者可适时给予安慰,避免将其独自留在家中。阿尔茨海默病患者对家中安全事件的处理能力下降,甚至丧失呼救能力,一旦出现意外,可能出现不可挽回的后果。同时,将患者独自留在家中,会让其害怕和紧张,增加对家人和照护者的不信任感,给未来的照护带来更大的困难。存在日落激越者在傍晚更容易出现烦躁不安、走来走去、迷失方向,应警惕此时段患者的变化,保持室内光线充足,关闭和遮挡出口,加强看护,谨防走失。

（四）照护误区

有些照护者为了避免阿尔茨海默病患者走失,不让其出门,每天活动范围仅限于家中,这样会打击患者与外界接触的信心,使其失去原有与外界接触、交流的能力,加速疾病的进展。当然,也不能为了防止患者走失,在家里没人照护的时候把其反锁在屋里,这会让患者感到恐惧,如果发生危险,患者不会求助,从而失去被救援的机会。

（五）评价

1. 居住环境稳定、熟悉、舒适,未发生改变。

2. 患者佩戴防走失联系卡或手环等。

3. 患者未发生走失。

阿尔茨海默病患者寻人启事写作注意事项

寻人启事(范例)

姓名,性别,年龄,身高,体形,×××××特征,于××××年××月××日××时,在×××地走失。

走失时身穿××上衣,××裤子,××鞋,随身携带××××。

有发现者,请与×××联系,电话:×××××××××××。

×××× 年××月××日

注意事项:

1. 一定要附上照片。照片以最接近走失时的状态为好。一般人都习惯通过照片来核对一个人,很少有人能够通过文字描述来准确判定一个人。

2. 如果经济条件允许,可以承诺"必有重谢",甚至可以明确酬金。

3. 若在当地粘贴、发放,可以只写小地址;若放到网上去,一定要写明省、市、县(否则他人无法确定事发地)。

4. 不熟悉微博或微信者可以请年轻人帮助,将寻人启事发到网上。

二、防止其他意外事件

阿尔茨海默病患者存在认知功能损伤、自我照护能力下降、对突发事件的处理能力下降,同时视力、听力、肌力、平衡功能等生理功能退化,使其风险识别能力下降,甚至丧失,易发生跌倒、坠床、烫伤、磕碰伤、错误服药等意外事件。照护者应具备风险识别能力,知晓意外事件发生的高危因素,采取针对性措施,保证患者居家安全。

（一）照护目标

1. 创造适宜的居家环境。

2. 提高居家安全防范意识。

3. 避免安全意外发生。

（二）照护原则

1. 发现并解决居家环境的安全隐患。

2. 纠正危险行为。

3. 关注疾病各阶段特点,采取有效措施,保证患者安全。

4. 掌握居家安全事件紧急处理方法。

(三)常见问题照护策略

1. 跌倒

(1)原因分析:阿尔茨海默病进展到中、晚期,由于认知功能减退、视空间障碍、活动减少造成肌力和耐力下降、关节灵活度和软组织柔韧度降低,运动协调能力下降,导致患者平衡能力受损,跌倒的风险增加。

(2)照护策略:①创造一个舒适、安全的居住空间:对居所房间的布置要保证光线充足、标志醒目、物品摆放固定,减少障碍物;家具简洁,尖锐的转角使用防撞条包裹;减少杂物,常用物品放在随手可取的位置;地面使用防滑材料,湿滑时及时擦拭;活动区域避免台阶、小块地毯,防止患者绊倒;坐便器旁和洗浴设备旁安装扶手;保证夜间照明,在卧室、走廊和卫生间安装感应式夜灯;选用较稳固、有扶手的椅子,妥善固定,必要时使用保护带,避免患者突然起身时摔倒。②患者衣、裤穿着合体,穿防滑鞋,避免跌倒。③一旦患者出现跌倒,照护者不要慌乱,应察看其有无外伤、骨折等情况,询问有无不适,必要时寻求专业人员给予帮助,及时就医。

2. 坠床

(1)原因分析:①阿尔茨海默病患者可出现睡眠颠倒,夜间兴奋频繁起床、叫醒照护者、吵闹、徘徊、不安等现象;②患者服用镇静催眠药物;③照护者夜间精力不足及房间光线昏暗。这些均是患者坠床的危险因素。

(2)照护策略:①改善患者睡眠状态,增加日间活动量,减少日间小睡及影响连续睡眠的因素,保证夜间睡眠。②调整床面高度,以患者坐位时足部着地为宜,两边设床档,并正确使用。③夜尿频繁的患者,减少入睡前饮水量,使用尿壶在床上排尿,减少下床频次。④患者发生谵妄或躁动不安,无法安抚时,可依据情况给予保护性约束,必要时遵医嘱给予药物助眠。患者服用助眠药物期间,照护者需加强照护,了解服用药物的种类及药物代谢时间。⑤存在昼夜颠倒、日落激越的患者在傍晚或夜间更容易受到光线昏暗、照护者疲乏懈怠情绪的影响而出现易怒、激惹,照护者应增加照护的责任心,体力不支时可寻求他人帮助,减少患者坠床等事件的发生。

3. 烫伤

(1)原因分析:阿尔茨海默病患者反应能力、事物感应能力及突发事件处理能力下降,导致在日常生活中接触热物质时,不知道躲闪,而发生烫伤。

(2)照护策略:避免患者接触温度过高的食物、水或物体。①给患者准备的食物及水温度不宜过高,可选用带有温度测试功能的餐具,避免烫伤;②不要让患者独自承担倒开水、做饭等家务,避免接触灶台,减少在厨房滞留的时间;③浴室内的淋浴器"冷""热"标识明确,洗浴时调好水温并有人陪伴,避免使用暖宝、热水袋、电暖气等发热物品。

4. 磕碰伤

(1) 原因分析:①昏暗的灯光使患者不能看清周围环境,需要更长的时间去调整和适应;②患者存在视空间障碍和运用障碍,躲避物体的能力降低,虽然可以看得很清楚,但没有办法记得或理解所看到的东西,不能发现自身躯体的异常表现,致使身体失衡,增加磕碰伤发生率。

(2) 照护策略:①保证室内光线充足与稳定,在卧室、走廊、卫生间增加夜灯;②家中家具的锐角以厚垫包裹或安装防撞条,常用物品不要放在高处,避免患者高处取物;③保持居住空间简洁,减少过多物品堆放,在患者活动较多的区域移除容易发生碰撞的小件物品;④观察患者有无平衡、行走姿势异常等表现,查找原因,必要时就医。

5. 自伤或伤人

(1) 原因分析:阿尔茨海默病患者语言表达与控制能力降低,很多原本平常的事情会让他们觉得无法忍受,暴跳如雷,甚至出现粗暴的扔东西、故意损坏物品以及踢、打、推等行为,尤其是在帮助患者沐浴、换衣服、吃饭的过程中。此时的患者基本失去了判断能力和理解能力,不能理解照护者是在帮助他,甚至会把某些身体接触误认为是有人要伤害或攻击自己,感到自身安全受到威胁,从而通过激越行为进行防卫。

(2) 照护策略:①加强居住环境的安全管理:家中门锁不选用内反锁型,高楼层阳台要装防护栏,室内摆设及物品使用不易碎的材质且固定放置;危险品妥善放置,如把热水瓶、电插板、刀剪、玻璃器皿及易燃品等放在隐蔽、不易拿取处;避免患者独自使用煤气以防忘记关闭;煤气、电炉、电源开关都给予改装,加装防触罩。②通过听音乐、深呼吸或转移注意力的方法使患者放松,谈论其感兴趣的话题以分散注意力。③在进行涉及身体接触的照护过程中,不要采取强制手段,也不要突然进行,要取得患者配合并让其参与其中。④将兴奋、躁动的患者置于安静的环境,必要时可进行保护性约束或药物控制,并寻求专业人员的帮助。

6. 错误服药

(1) 原因分析:患者由于记忆力下降,无法记住药物名称、服药时间和服药剂量,容易出现错服药、漏服药现象,也可能将药物含在口中不会下咽或忘记咽下,而无法有效服药,影响药物治疗效果,导致病情波动,甚至更严重的问题。

(2) 照护策略:①避免患者独自服药;②将药物放置在患者不能取到的地

方,必要时上锁;③使用分药盒将患者需要服用的药物按次摆放,并标注每次服药的种类及剂量;④确保患者服下药物。对于不能下咽者,每次服药时尽量将药物放于患者口腔中后部,协助其饮水下咽,如无特殊要求可将药物研碎化于水中服用。

（四）照护误区

阿尔茨海默病导致患者的执行力、理解力、分析处理事物能力均下降,在居家生活中因一些潜在的危险因素受伤。照护者不要因为怕患者受伤害而限制其活动,应适时提醒患者减少危险动作,适当安排社会交往活动,维持其现有的能力,使患者生活内容丰富,感到家人的照护及关爱,增加存在感。

（五）评价

1. 居住环境安全,适宜患者居家活动。

2. 患者的错误观念得到纠正,安全风险意识提高。

3. 患者的危险行为得到及时制止。

4. 患者未发生跌倒、坠床、烫伤、磕碰伤、错误服药等事件,身体未受到伤害。

第六节　沟通技巧

语言是沟通的手段和工具。阿尔茨海默病患者在疾病进展过程中会出现语言障碍,沟通困难。早期语言障碍表现为找词困难、语言表达速度下降、对语言的理解能力下降、主动交流意愿下降、不爱说话、不主动说话、简化交谈内容等。随着疾病进展,患者的交流能力持续下降,无法正确表达自己的意愿,无法理解他人的语言,只会使用简单词语或微笑、点头等方式表达,不能有效沟通。当需求得不到满足时会激发患者的异常行为,如游走、烦躁、易激惹,甚至攻击。随着年龄增长,人的视听等器官会发生生理性老化,这也加重了阿尔茨海默病患者的沟通困难,影响其有效交流,使交流能力逐步降低。正性沟通包括最大限度地利用患者的残留功能,允许患者有自主行为,使患者感到被尊重。在日常生活中,合理运用沟通技巧进行正性沟通,有助于及时发现患者的需求,减轻患者不良情绪与意外事件的发生,更好地照护患者,减轻照护者负担。

一、照护目标

1. 患者能够表达自己的意愿。

2. 照护者与患者进行有效沟通。

3. 患者的沟通需求得到满足。

二、照护原则

1. 掌握患者的沟通特点,运用有效沟通技巧进行沟通。
2. 简化沟通内容,使患者易于理解。
3. 注意倾听患者交谈的内容,适时给予反馈。
4. 沟通过程中保持心态平和。

三、常见问题及照护策略

1. 不爱说话

（1）原因分析:不爱说话是阿尔茨海默病沟通障碍的早期表现,表现为患者主动交流意愿下降。患者在交流过程中简化交流内容,使用"嗯""啊""是"等简单词语或手势、面部表情的形式表达,但当要求说完整话语时可以完整叙述事件或表达想法。

（2）照护策略:①增加和患者沟通的机会,谈论患者感兴趣的内容。②通过长期细致的观察,找出适合患者个体的交流方式,例如走到床前先敬个礼,然后双手向上,示意起床;做一个交警指挥交通的放行动作,示意去餐厅。③与患者共同安排文娱活动,如去社区俱乐部、散步、逛公园、爬山、打太极拳、做保健操等,让患者多与他人接触,丰富日常活动;加强工具性日常活动,如购物、出行等,维持良好的社交能力。

2. 说不出

（1）原因分析:找词困难是阿尔茨海默病语言障碍的早期表现,患者总是用"这个这个""嗯嗯"等来表达想说的内容。

（2）照护策略:①当患者说不出来时,不要催促,要耐心等待,给予患者思考的时间和适时的提醒,可通过物品、图片或肢体语言提示患者,减轻其挫败感;②通过握手、拥抱等肢体语言增加与患者的亲密感,缓解其紧张情绪。

3. 不理解交谈内容

（1）原因分析:患者的判断力和理解力下降,不理解复杂、信息量较大的言语;患者表达能力受限,说的内容不是自己想表达的意思,他人也不能理解。

（2）照护策略:①与阿尔茨海默病患者沟通时要心态平和、耐心倾听,如果患者不能理解照护者说话的内容,照护者可以重复说或用肢体语言或借助物体表达,给予患者充分的思考时间。②对人物的表达不要用"他"来表达,直接说出名字,对地点的表达要说出具体位置,如"在厨房""在床上",不要使用"在这""在那"等词代替。③交谈内容的信息量要小,如"穿衣服",不如改成"穿上衣""穿裤子",而且最好分开说,一次只讲一件事。④当谈话中需要患者回答问题时,最好让患者只需要进行简单回答,如"好""可以"等;不要让患者选择答案,而要直接说明内容,如想让患者沐浴,说"我带您去沐浴",不说"您现在去沐浴吗"。⑤当对患者说的内容不理解时,不要装作听明白,如果没按照患者的意思去做,可能会使患者更失望,甚至引起患者情绪激动,可通过提示、观察患者的肢体动作等方法理解交谈的内容。⑥按照患者的语言习惯或乡音进行交流,有助于有效沟通。

4. 听不清

(1) 原因分析:阿尔茨海默病患者合并听力障碍会增加沟通的难度。当患者听不清楚所说的内容时,不会做出反应或者要求再说一遍,也不会通过观察面部表情和肢体语言了解谈话内容,缺少反馈环节。

(2) 照护策略:①进行沟通时,如果患者没有反应或不专心,可以询问其是否听清楚,可以大声重复叙述,给患者充分的时间进行理解与反应;②每次讲话时直接面对患者,让患者看到沟通对象,引起患者的注意后再进行沟通;③沟通过程中注意语速放慢,吐字清晰,沟通内容简短,减少周围环境的干扰,合理运用肢体语言;④对于听力障碍严重的患者,可使用助听器,并确保助听器正常运行、佩戴正确、音量适合。

5. 坚信自己是对的

(1) 原因分析:阿尔茨海默病患者判断事物的能力下降,在生活中会出现对某些错误、虚构的事情,不能发现和纠正,并对结果坚信不疑。

(2) 照护策略:①当患者叙述的内容是错误的并坚持己见时,不要与其争执或试图纠正,可针对患者的问题给予适当的安慰与解释,让患者感到被理解;②患者做完事,即使做得不好,也要给予鼓励,做错了事情不要埋怨,可以说"我们试试这样做"。

6. 反复说

(1) 原因分析:阿尔茨海默病患者记忆力下降、短时记忆丧失,对某些事情不放心、缺乏安全感,存在焦虑状态等,均可导致重复行为。

(2) 照护策略:①当患者反复说一件事情或一句话时,不要感到厌烦,要保持冷静和耐心,注意患者的情绪,体谅其感受;不要因为患者反复询问而做出强烈反应,即使已经告诉其很多遍答案,依然要再次告诉他简单的答案;可通过照片、便条等提醒患者;也可以带患者做其他事情,转移注意力。②切记不要说类似"您都说了很多遍了"的话,更不要不理睬或强令停止,以免增加患者的不安全感。③对于患者担心的事情,可以告知其事情的现状。④多一些时间陪伴患者,减轻其焦虑状态。

7. 注意力不集中

(1) 原因分析:患者执行能力及控制能力下降,在沟通过程中易出现注意力不集中;若沟通时间较长,患者会出现不耐烦,甚至走开。

（2）照护策略：①在沟通过程中,减少周围干扰源,经常使用正确的称呼,如叔叔、阿姨等,以引起患者的注意;②不要随便打断患者的话;③当患者不愿意沟通时,不要勉强,可以陪患者做一些感兴趣的事情,待患者愿意沟通时再进行。

四、照护误区

一切沟通都要建立在患者能接受的基础之上,不要以为患者什么都不懂,不要让患者感到被捉弄,否则患者会对照护者不信任;也不要因为患者不爱说、说不出、听不懂、听不见而减少与其沟通,这样会使患者沟通能力快速下降、加速疾病进程;在照护过程中,多创造患者与人沟通的机会,使患者能够尽可能多地参与家庭性活动及社区文娱活动中。

五、评价

1. 患者能够正确理解交谈内容。
2. 患者运用口述、文字、手势等形式表达意愿。
3. 进行有效沟通,患者的需求得到满足。

第七节　常见并发症的照护

随着阿尔茨海默病病程进展,患者逐渐丧失日常生活和社会交往能力,出现运动功能、神经功能、感觉功能降低,甚至循环障碍,并可并发全身系统疾病,如肺部感染、压疮等,最后因并发症难以控制导致死亡。

晚期阿尔茨海默病患者日常生活完全依赖照护者,这对于照护者是很大的挑战。不恰当的照护会增加患者的痛苦,致使疾病急剧恶化,难以挽回。照护者应熟悉并知晓疾病晚期症状,掌握失能患者日常生活照护技巧以及常见并发症的表现、预防和处理的措施,尽最大努力让患者生活得舒适,度过人生最后阶段。

一、压疮

压疮也称压力性溃疡,是指局部组织由于长时间受压,引起血液循环障碍,持续缺血、缺氧、营养不良而致软组织溃烂和坏死。压疮是长期卧床者易发生的并发症之一,若未及时发现或采取措施不当,会致创面难以愈合,严重者可因继发感染而危及生命。

晚期阿尔茨海默病患者生理功能丧失,逐渐出现不能自主改变体位、进食困难、大小便失禁等情况,加之长期卧床,局部软组织长期受压、营养失衡、血液循环障碍,压疮发生风险增加。照护者应明确阿尔茨海默病患者晚期的特点,掌握照护技巧,采取有效措施,降低压疮发生概率或延缓压疮的发生,减轻压疮发生的程度,减轻患者痛苦,让患者的晚期生活更加舒适。

(一)照护目标

1. 确保患者的皮肤完整,未发生压疮。

2. 解决患者的皮肤问题。

3. 增加患者舒适度。

(二)照护原则

1. 皮肤长期受压的患者均需要定时进行皮肤检查,特别是压疮高发部位。

2. 减少对患者皮肤的刺激,适时解除压疮高危因素。

3. 及时发现患者的皮肤问题,改善皮肤营养状态。

(三)常见原因及照护策略

1. 卧床不动

(1)原因分析:晚期阿尔茨海默病患者长期卧床,运动能力逐渐丧失,自主变换体位的能力退化,常安静地躺在床上长时间维持一个姿势,需要照护者协助其变换体位。部分患者在照护者协助其改变体位时出现抗拒表现,不愿意改变原有姿势或改变后体位不能有效维持,使得局部皮肤受压时间过长。患者皮肤的敏感性降低,不能感觉局部皮肤疼痛、不适等,使得晚期阿尔茨海默病患者成为压疮发生的高危人群。

(2)照护策略:①动态评估患者床上活动能力,适时帮助其变换体位。若患者有改变体位的能力,但没有主动活动的意愿,照护者可根据观察受压部位皮肤情况适时给予床上移动提醒,动态调整改变体位的间隔时间;若患者已经丧失床上活动的能力,照护者每2小时给予更换体位一次,采用30°侧卧体位,观察局部皮肤情况,必要时缩短变换体位时间;注意重点防护容易忽视的部位(如枕部、耳郭、足跟、肩胛骨等),如双足跟使用软枕垫高,避免受压。②可使用减压用具降低压疮发生,如气垫床、楔形垫、软枕等。注意,不可在身体局部使用气垫圈,以免阻断局部供血,增加压疮发生风险。③如果患者抗拒改变体位,可协助其床旁站立或坐于椅子上等,使患者被动离开床面,减轻局部皮肤压力。

2. 翻身方法错误

(1)原因分析:卧床患者不能配合照护者更换体位,给予更换体位时方法错误,比如一位照护者无法移动患者身体,就采取拖拽等粗暴方式,会增加皮肤的摩擦力及剪切力,导致患者皮肤破损。

(2)照护策略:照护者应掌握正确的翻身方法。将患者肩部、臀部向照护者侧的床旁移动,再将其双下肢移近床旁,协助或嘱患者屈膝;照护者一手托患者近己侧肩部,一手扶患者膝部转向对侧,将患者松弛的皮肤抚平。如果一人不能完成,可多人协助,并选用减少摩擦力的翻身单协助翻身。翻身过程中动作轻柔,避免皮肤牵拉、褶皱,避免坠床事件;保持床单位清洁、平整,无渣屑。

3. 皮肤潮湿

(1) 原因分析:阿尔茨海默病晚期患者对自主排便的控制越来越困难,排泄后不能自知或不能表达,出汗及分泌物未及时清洁,导致局部皮肤潮湿,刺激皮肤,增加皮肤受损的概率。

(2) 照护策略:①保持室内温、湿度适宜,空气清新,根据患者出汗情况适当增减衣物及调节室温。②保持患者皮肤清洁、干燥,每日用温水给卧床患者擦拭皮肤,并观察皮肤有无异常变化,尤其重点查看皮肤皱褶、隐私、易忽略部位,如耳后、颈下等。③对不能表达或不能自知排泄的患者,及时观察并清洁排泄物,减少局部刺激,避免失禁性皮炎的发生;对于排尿失禁患者,通过观察排尿频次,固定时间给予协助排尿并清洁局部皮肤;对于无固定排尿时间患者,可给予假性导尿;如果患者长时间未排尿,需高度警惕尿潴留的发生;对于排便规律的患者,按时协助排便,保持局部皮肤清洁干燥;如果发生排便次数增多或排不成形便,需增加清洁频次,肛周给予油剂涂抹保护。

4. 消瘦

(1) 原因分析:随着疾病的进展,患者进食能力逐渐减退,若进食方式选择不当,营养摄入减少,可出现营养状态差,皮下脂肪减少,压疮的发生率增加。

(2) 照护策略:保证营养供给。①食物搭配合理,营养均衡,保证患者每日进食量;②观察患者进食过程,适时提醒将食物咽下;③正确选择进食方式及食物类型,如对咀嚼能力、吞咽能力下降者,可给予软烂、易咀嚼的食物或半流食,必要时给予流质饮食或鼻饲饮食;④做好鼻饲饮食期间管路的维护,防止管路脱出。

5. 压疮处理不当

(1) 原因分析:患者发生压疮后,照护者未及时发现,发现后不知如何处理或置之不理,使压疮未得到有效控制,甚至出现感染症状。

(2) 照护策略:及时辨别压疮,评估压疮程度。对于早期压疮采取有效措施,必要时求助于专业医务人员。若见骨突处出现压之不变白的红斑或水疱,可确定患者已经发生压疮,应立即解除局部压力,避免再次受压,动态观察局部皮肤变化。如果压疮进一步恶化,及时就医。

6. 压疮知识缺乏

(1) 原因分析:照护者不了解压疮相关知识,不知晓压疮发生的相关因素及好发部位,对于皮肤的完整性关注不足,对压疮事件不重视,对压疮的严重后果预判不足。

（2）照护策略：①照护者应了解患者长时间卧床会造成压疮风险增加以及压疮会导致严重后果，提高对压疮事件的关注。②照护者应了解不同体位时压疮的好发部位不同，观察重点不同。例如，仰卧位时，压疮好发于枕骨粗隆、肩胛、脊柱椎体隆突、骶尾、外踝和足跟等部位；侧卧位时，压疮好发于耳郭、肩峰、肘部、髋部、膝关节内外侧、内踝、外踝等部位；俯卧位时，压疮好发于前额、面部、耳郭、肩部、女性乳房、男性生殖器、髂嵴、膝部、足背脚趾等部位；坐位时，压疮好发于坐骨结节处。③照护者应了解局部受压时间过长、剪切力、摩擦力、皮肤潮湿、全身营养状态差、肢体感觉异常等均是压疮发生的危险因素。④照护者应能够对患者的皮肤问题采取针对性措施。

（四）照护误区

照护者为了防止患者发生压疮，采取过多措施，会导致患者舒适度下降。照护者在选择预防压疮措施时，要兼顾实用性与舒适性，摆放体位时保持肢体关节的生理弯曲，接触患者皮肤的衣物、床单等选择舒适、柔软、吸汗的布料等。

（五）评价

1. 患者的皮肤完整、清洁。

2. 照护者及时解决患者出现的皮肤问题，无并发症发生。

3. 患者感到舒适。

二、肺部感染

晚期阿尔茨海默病患者吞咽功能减退，误吸风险增加；咳嗽反射减弱或消失，自主咳痰能力丧失，排痰能力减退；长期卧床，分泌物不易排出，增加肺部感染风险。照护者应掌握照护技巧，采取有效措施，减少或延缓患者肺部感染的发生。

（一）照护目标

1. 患者能有效咳痰。

2. 患者肺部感染得到有效控制。

（二）照护原则

1. 指导患者自主咳痰。

2. 协助卧床患者排痰。

3. 采取有效措施预防及改善肺部感染。

（三）常见原因及照护策略

1. 隐性误吸

（1）原因分析：晚期阿尔茨海默病患者进食大多在床上进行，咀嚼、吞咽能力逐渐减退,可能发生少量食物、唾液进入气道,造成隐性误吸。

（2）照护策略:①评估患者吞咽能力,选择适宜的饮食类型,黏稠度适中,以糊状为宜;②晚期患者已丧失进食能力,应尽早选择鼻饲饮食;③在非进食期间,保持患者口腔清洁,餐后协助其清洁口腔,增加漱口频次;④动态监测患者体温变化,当出现体温升高又无明显感染因素或感染源时,应高度怀疑肺部感染的可能性,须及时就医。

2. 痰液不易咳出

（1）原因分析:卧床、咳嗽能力减弱、气管纤毛运动能力降低、进食困难导致饮水量不足等因素都可导致晚期阿尔茨海默病患者痰液黏稠、咳嗽无力、排痰能力下降。若再加上照护者缺乏协助患者排痰相关知识,会使患者肺部感染迁延不愈。

（2）照护策略:①保证患者饮水量:经口进食的患者可在餐中适当增加汤羹类食物,两餐间增加果汁、酸奶、水果等含水量高的食物;即使患者不感觉口渴,亦需定时饮水。②指导患者进行有效咳嗽。对于卧床、活动受限者,在更换体位时给予正确叩背,促进痰液排出,保持呼吸道通畅。叩背时手背隆起,手指关节微屈,指腹与大小鱼际着落,利用腕关节用力,可发出"空空"的声音。叩背顺序需自下而上、由外向内。叩击背部时需避开脊椎、肩胛骨、乳房、心前区及脏器部分。每部位叩击 1~3 分钟,频率 100~200 次/分。叩完一侧可叩击另一侧。叩击的同时嘱患者轻声咳嗽。叩击力度以皮肤微微发红、患者可以接受为宜;叩背过程中及时与患者沟通,观察患者的意识、面色及叩击部位的皮肤变化,若有痰液咳出,应及时协助清理。③痰液黏稠不易咳出时,可给予雾化吸入,以湿化气道、稀释痰液,促进痰液排出,必要时可使用吸痰器吸痰。

3. 长期卧床

（1）原因分析:随着病情进展,晚期阿尔茨海默病患者会丧失运动能力,长期卧床且改变体位的能力下降。卧床是肺部感染发生的危险因素。随着卧床时间延长,大多数阿尔茨海默病患者都会发生肺部感染,危及生命。

（2）照护策略:①根据患者病情及床上活动能力,定时协助其进行床上活动;②在保证安全的前提下协助患者坐在椅子上、轮椅上、床边等,保持坐位姿势,减少卧床时间;③在患者卧床期间,抬高床头,并选择侧卧位,避免口水误入气道;④若患者口腔分泌物较多,及时给予擦拭或引流。

（四）照护误区

对于卧床的阿尔茨海默病患者,照护者常会忽视肺部护理和体位被动改变。叩背对于痰液排出有积极的作用,但照护者叩背过程中力度不足、部位不准确、手法错误均会降低效果。在患者皮肤状况良好的情况下,增加坐位的时间和频次对于预防肺部感染也是有效的。

（五）评价

1. 患者能够将痰液排出。

2. 患者体温正常，痰液减少，肺部感染得到改善。

第八节　照护者负担

照护者负担是指患病老人的家庭成员在承担照护义务时所遇到的躯体、心理、社会和经济等各方面的问题。国际阿尔茨海默病联合会发布的《世界阿尔茨海默病 2015 年报告》显示，随着世界人口老龄化程度加快，患阿尔茨海默病的人数将出现成倍增长。到 2050 年，全球患阿尔茨海默病的人数将从目前的 4600 万增加到 1.315 亿。大部分阿尔茨海默病患者将采取居家照护。居家照护是慷慨而富有耐心的行为，同时也是一项十分繁重的任务，给家庭及照护者带来沉重的负担。

一、照护模式

适宜的照护管理模式可以延缓阿尔茨海默病患者病情进展，使其改善生活质量、延长生命，并减轻照护者压力。目前，阿尔茨海默病患者的照护模式主要有居家照护和机构养老。

1. 居家照护　目前，针对阿尔茨海默病患者的照护模式仍以居家照护为主，由患者家属、近亲属承担照护者角色，或通过日间照护中心、钟点保姆照护服务、全天保姆照护服务、上门健康照护服务等使雇佣人员到患者家中提供居家照护，包括陪伴并照护患者个人生活（协助患者沐浴、穿衣、吃饭、上厕所等日常生活活动），帮助完成洗衣、购物和做饭等家务。

2. 机构养老　是由辅助照护机构提供照护服务的照护模式。由于疾病进展，患者逐渐丧失日常生活能力，完全依靠照护者进行生活照护。但由于多种原因，照护者不能在家中进行照护，需要将患者转送至社会养老机构。目前的养老机构主要有老年公寓、养老院、认知障碍护理单元等多种形式。

二、照护者角色

照护者承担阿尔茨海默病患者的日常照护工作，是保证患者生活质量的核心群体。照护者可是医院、专门养老机构人员和家庭成员。照护者分为三类：①主要照护者，即向患者提供大多数实际照护的人员；②一般照护者，即由主要照护者或被照护者雇佣的、协助主要照护者从事长期照护工作的人员。

阿尔茨海默病患者的照护者主体包括患者的主要照护者及陪伴者，如配偶、子女、居家服务人员、医师、护士、养老护理员、社区服务人员及社会工作者。在家庭照护过程中,照护者角色通常由亲属(如配偶、子女等)承担,同时,如果经济条件允许,可以聘请外来人员辅助照护者,或者承担全部照护工作。

三、照护者负担种类及影响因素

鉴于目前我国阿尔茨海默病的医疗保健措施尚未完善,超过90%的患病老人在家中由亲属或看护人照护,加之现代生活的快节奏和家庭结构的缩小化,大部分照护者自感存在不同程度的照护负担,主要以生理、心理和经济负担为主,常表现为否认态度、焦虑、烦躁、易怒、沮丧、情绪不稳定、失眠、社交困难、注意力分散、疲惫、乏力等,并逐渐造成精神和身体上的伤害。

1. 生理负担

(1) 年龄因素:随着年龄的增长,人体各系统功能逐渐衰退。同时,许多中老年照护者在完成较重的家务与照护工作的同时,还要照顾儿女及孙子(女)的生活,造成身体疲惫且不易得到缓解。

(2) 身体状况因素:照护者的身体状况直接影响照护质量。身体状况越好,照护压力越小。但多数照护者为中老年人,身体状况欠佳,常有一种或多种慢性疾病,并且在忙于照护患者的过程中,经常忽略自身的健康需求,患病不能得到及时救治,造成健康状况下降。

2. 心理负担

(1) 疾病因素:①阿尔茨海默病患者常出现日夜颠倒、精神行为异常、性格改变,如抑郁、急躁、幻觉、易激惹、冲动等,与照护者发生激烈的争吵,甚至对照护者充满仇恨和敌意,产生攻击行为;②许多照护者脱离了原来的社交生活,把大部分时间和精力用在家庭和照护患者上,私人时间减少,与其他人员的交往及社会活动相应减少;③照护者需要随时应对生活中的各种突发事件,担心因照护不周使患者发生走失、窒息、烫伤等意外,精神处于高度紧张状态;④随着疾病进展,患者症状不断加重,照护者在照护患者时所付出的精力越来越多,而照护的艰辛越发凸显,且照护效果越发不理想,常导致照护者产生失望,甚至绝望的心境。

(2) 性别因素:在家庭照护者中,女性居多。这可能与中国传统观念有关。女性家属多自愿承担照护患者的责任,但对自身的心理压力不善表达,使心理负担增加。

(3) 情感因素:从情感角度出发,照护者与患者关系越亲近,越希望能照护细致、全面,但照护内容越多,照护者的负担越重。随着疾病进展,患者逐渐不能正确表达自己内心的想法与生理需求,加之照护者不能细致观察患者的生活细节、总结规律,找不到与患者沟通及情感交流的适当方式,往往造成照护者与患者之间沟通困难,增加照护难度。照护者得不到患者的情感支持,内心痛苦,但往往找不到调节方法及发泄途径,造成内心情感极度压抑。

(4)社会支持系统:目前,社会群体对于阿尔茨海默病的认知并不全面,疾病知识普及不足,造成家属或照护者认为所患疾病难以启齿,不愿面对老人患病的现实。照护者缺乏获得阿尔茨海默病的患病原因、诊断方法、治疗手段、护理要点等相关疾病知识的途径,导致在照护过程中出现偏差,造成疾病不能得到控制,护理效果欠佳。照护者在感到身心疲惫、无法继续坚持照护工作的时候,由于缺乏充足的辅助照护机构资源或无法得到亲朋好友的支持,造成心理压力无法得到缓解,从而加重照护负担。

3. 经济负担　在长期照护阿尔茨海默病患者的过程中,照护者不仅要付出全部的精力,还要承担较大的经济负担。在阿尔茨海默病患者的疾病诊断、治疗、康复过程中,需要支付多项检查、治疗的相关费用,并且随着疾病进展,服药种类不断增多,用于疾病治疗的医疗开支会不断增加;患者患病以及照护者因照护而放弃工作造成劳动时间损失、劳动能力降低的同时使家庭收入降低;在主要照护者不能承担照护工作的时候,需要聘用非家庭成员辅助完成照护工作,或将患者送至养老机构,也会增加家庭费用支出。这些都使照护者的经济负担增大。

四、减轻照护者负担的方法

在长达数年甚至十余年的照护过程中,阿尔茨海默病患者的照护者面临着较为严重的负担,会比普通人承受更大的潜在风险,如身体和精神承受巨大压力、与朋友疏远、面临财务危机等。采取有效措施帮助照护者进行身心调节和缓解,对提高阿尔茨海默病患者的照护质量至关重要。

(一)技术支持

随着年龄增长,照护者的照护负担日益凸显,精力及体力不足,让照护者感到身心疲惫。需要明确的是,仅一位照护者是不能完全承担照护工作的,可通过多人轮流照护、提供常规的白天照料和假日照料,使照护者能够得到充分的休息;可采用技术支持改善患者的照护工作,减少其对照护者依赖,如采用搬运设备帮助照护者移动无法行动的患者,减轻照护者体力负担。

(二)关心自己

照护者应端正心态,正确看待照护负担,学会有效地处理压力:允许照护者安排个人时间,做自己喜欢的事;鼓励照护者关注和保持自身健康,进行有益身心健康的文体活动。运动,包括力量训练和有氧运动等,有助于照护者保持健康心态,增加抗压能力、心理弹性,从而更快、更好地从困境中恢复。运动,尤其是有氧运动,可以提高大脑中内啡肽等物质的水平,让人身心愉悦,还能够加速体内糖原分解,消除体内脂肪,增强心肺功能,调节并改善心理和精神状态。有氧运动的运动强度一般在中等或中上等的程度,如骑自行车、慢跑、游泳、登山、跳健身操等。

（三）信任与精神支持

照护者与患者之间的相互关系影响照护效果,提倡为阿尔茨海默病患者及照护者创造一个友好的治疗和（或）生活环境。亲密程度低的照护关系可能会间接导致患者的病情恶化,增加护理负担。患者与照护者以及朋友、家人之间建立信任关系,家庭成员间保持良好的关系氛围,会引导患者的正向情绪,使其在心理上感受到支持而变得容易配合,最大化地满足患者照护和治疗需求,保证患者的行为安全,延长患者个体独立自主的能力,避免患者产生激越行为,减轻照护负担。照护者遇到困扰时,不要归咎于自己,要认识到问题的发生是疾病发展所不可避免的;要建立沟通机制,感到心理压力难以承受时,及时寻求帮助,调节情绪,积极治疗焦虑、抑郁等疾病。

（四）寻求社会支持

社会支持通常来自家庭、朋友、组织等社会各个方面,作为照护者的外部资源,社会支持水平与照护者负担密切相关。家庭和朋友的支持是阿尔茨海默病患者照护者心理弹性的保护性因素,照护者的心理弹性高与较多的社会支持和较少的压力相关。家庭支持程度高的照护者心理弹性高的可能性大,尤其是来自有相同照护经验者的支持。社区卫生服务可为照护者提供集体干预,以讲座的形式进行,提供相互交流的平台,在增加人际交流机会的同时使得照护者的心理压力得以宣泄。义诊及病友会可为照护者提供获得阿尔茨海默病相关知识、患者日常照护技能、异常行为对策及认知功能锻炼、压力应对方式等方面指导的机会。社会支持对照护者的身心健康具有积极的作用,一方面可以满足个体自尊、自爱的需要,维持良好的情绪状态;另一方面,可以为个体提供有效解决问题的方法及情感慰藉。照护者要合理安排自己的日常生活,必要时寻求社会支持,让自己的时间得以合理使用并获得充分的休息,保证身体及心理的健康。

（五）寻求照护机构支持

阿尔茨海默病患者的照护者多为亲属。照护者由于自身工作、家庭等因素,可能无法随时照顾患者,此时可考虑医疗及护理资源充足的日间托老中心、老年公寓等照护机构帮助解决日常照护问题。

1. 合住/寄养环境　几个阿尔茨海默病患者一起生活在主要护理者的固定环境当中。

2. 辅助生活中心　适用于日常生活自理能力尚可、可以完成自我管理、在进食、如厕、洗浴、吃药等方面仅需要很少帮助或不需要帮助的患者。亲属必须提前了解此中心的环境及护理规划。但是,当患者病情进一步进展时,熟悉的环境能给患者最大的安慰,因此辅助生活中心不适宜患者长期居住。

3. 养老院　亲属不可盲目选择养老院,应综合考虑其设施、医疗、护理以及员工和患者的互动、饮食及管理等方面。入住养老院之前,亲属可将患者熟悉的东西、喜欢的摆件及书籍,提前放到将要居住的新房间,让患者入住时有熟悉的感觉;将患者常用的香皂或香薰提前放置于新房间,让新环境中有患者熟悉的气味。入住后,家属要带领患者熟悉周围环境,认识周围邻居,给患者营造一种舒适、熟悉的感觉。

（六）医疗、养老保险保障

由于家庭护理缺失、护理费用高昂等问题,阿尔茨海默病患者的医疗和照护费用会给家庭带来沉重的经济负担,如果患者本身或照护者拥有医疗保险则可以解决部分费用问题。近年,我国开始实行老年社会保障制度(养老保险、医疗保险等),建立了多层次的社会保障体系。基本医疗保险辅以商业保险,如商业养老险、商业健康险、长期照护险、养老服务险等,能够在一定程度上缓解照护的经济压力,提高老龄人口的生存质量。此外,医疗卫生机构还要发挥早期医疗干预作用,减少阿尔茨海默病的发生或延缓疾病发展,从而减少医疗费用的支出等。

专病护理服务站与居家照护模式的结合

在人口老龄化快速发展阶段,我国正在逐步建立以居家为基础、社区为依托、机构为补充的社会养老服务体系。人力资源和社会保障部发布的《关于开展长期护理保险制度试点的指导意见》中指出:探索建立长期护理保险制度,是应对人口老龄化、促进社会经济发展的战略举措,是实现共享发展改革成果的重大民生工程,是健全社会保障体系的重要制度安排。依托国家医养结合政策的总体设计规划,居家延伸照护作为居民健康与养老问题的解决方式将发挥重要作用。

目前我国的养老与照护服务主要存在3种模式。一种是民政部扶持下的社区老年活动中心及社区养老服务中心,提供以老年活动、助餐、家政为基础的生活类服务;二是专业的护理及养老机构,提供以护理床位为主的服务;三是养老地产模式,销售养老房产,配套社区养老服务。居家养老与居家照护模式在未来将是养老与照护服务的主体模式。

根据党的十八届五中全会精神和"十三五"规划纲要任务部署,我国已开展了长期护理保险制度试点工作,2017年确立了15个试点城市,2018年全国25个城市全面启动长期照护保险试点。国内多家三级甲等医院及国际专业养老服务机构紧密合作,建立了阿尔茨海默病护理站,医疗护理、养老

照护、辅具适配等方面的专家为护理站提供专项技术支持与指导。与传统养老机构不同的是,这种专病护理站可以为阿尔茨海默病患者提供专业且系统的居家照护服务(照护管家为患者提供专业的照护需求评估,量身定制照护方案,定期到家提供照护服务),并且具有完善的服务跟踪及评价体系,服务内容涵盖生活照料、生活护理、医疗护理、康复训练、心理关怀、健康教育、辅具适配、适老改造、社区支持等,可满足阿尔茨海默病患者从医院到家庭延伸的专业护理服务需求,不仅能够提高患者的生活质量,而且有助于减轻患者家庭的照护负担及经济负担(图 3-8-1)。

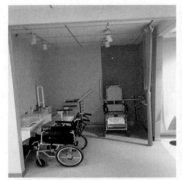
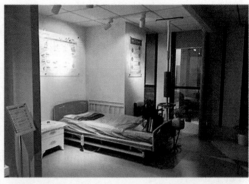
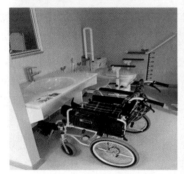
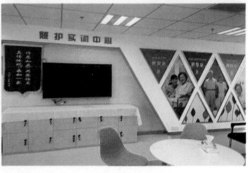

图 3-8-1　阿尔茨海默病护理站(图片由"抚理照护"提供)

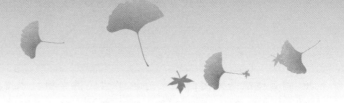

第四章 阿尔茨海默病患者认知功能训练

第一节 认知功能训练的原则

认知是人们了解外界事物的活动,即知识的获得、组织和应用过程,也是体现功能和行为的智力过程,是人们为了适应环境的需要而获得和应用信息的能力。认知功能是人体大脑的高级功能之一,是人脑反映、分析和认知客观事物的特点与联系,并揭示事物对人的意义与作用的心理活动,包括感知觉、注意、表象、学习记忆、思维和语言等心理过程。阿尔茨海默病患者由于认知功能障碍,对外界环境感知和适应困难,进而发生生活和社会适应性障碍。认知功能训练是非药物治疗阿尔茨海默病的重要方法,长期坚持可以改善认知功能,提高患者的生活自理能力,从而减轻照护者负担。进行认知功能训练应遵循以下原则。

1. 针对性原则 指导患者进行认知功能训练时需要结合其日常生活中的实际需求。训练计划的制订应以功能评定为基础,根据患者认知障碍的特点,实施个体化训练,以保证训练计划具有针对性。训练时间和强度均应个体化。

2. 持续性原则 认知功能训练计划应具有连续性,计划中包括近期目标、长期目标和认知功能训练方案,训练程度由易到难,循序渐进。认知功能训练应该是无时间节点的持续训练。

3. 全认知域训练原则 强调对患者实施记忆力训练、语言交流能力训练、计算力训练、注意力训练、视空间及执行能力训练、定向力训练相结合的全认知域的训练,或者以单个认知域为主的全认知域训练。

4. 多样性原则 即基本技能的强化训练与能力的提高训练相结合、强化训练与代偿训练相结合、个性化和标准化相结合、独立训练与群体训练相结合、传统医疗和现代医疗相结合、家庭和社会相结合、专业医疗与日常生活相结合、训练与评定相结合。

5. 趣味性原则 训练方法应多样化,如采用工娱治疗及益智游戏,也可以结合计算机辅助训练,引起患者的兴趣,增加趣味性及娱乐性。

6. 同理心原则 训练过程中注意患者的语言、表情、小动作等所反映的情绪,尝试感同身受,放慢对话的速度,对患者展现宽容的一面。

7. 正向氛围原则　以乐观的态度和肯定的方式跟患者对话,营造一个正向、愉悦、积极、温馨的训练氛围。

第二节　居家认知功能训练的重要性

阿尔茨海默病是老年人的常见疾病之一,其患病率与年龄密切相关。我国老龄化发展迅速,阿尔茨海默病患病人数呈现增长趋势。阿尔茨海默病使患者逐渐失去日常生活能力,给患者、家庭、社会带来沉重的压力和负担。采取有效的干预措施,延缓疾病进展,维持患者原有的生活能力和社会功能,是我们亟待解决的问题。

对于阿尔茨海默病任何阶段的患者,都应该尽可能使其保留现存的认知功能及生活能力。认知功能与生活质量是相辅相成的,只有尽可能保留、改善认知功能或延缓认知功能下降,才能够使患者维持更好的生活质量及生活状态。目前,尽管在针对痴呆进行的药物研发方面投入了大量的人力、物力和财力,但仍未能研发出阻止疾病进展的药物。而认知功能训练作为阿尔茨海默病非药物治疗的方法之一,已证实可延缓认知水平下降的程度。

在患病人群中,部分患病老人及家属掌握的疾病相关知识有限,不能尽早识别认知功能损伤;或认为患病后不可能治愈,治疗意义不大;或认为药物治疗都不能阻止疾病发展,非药物治疗更不能有明显效果。这些错误或片面的认识使得患病老人错过了干预的最佳时期,认知功能快速下降。轻度认知功能障碍(MCI)属于痴呆前阶段,患者已经出现客观存在的认知功能损害,但智力水平未明显下降,工具使用及日常生活未受到限制,此时进行早期干预,对提高患者生活质量、降低痴呆发生率、缓解家庭及社会压力具有重要意义。非药物治疗是 MCI 防治的重要方法之一,主要包括适度的身体锻炼、生活行为干预、益智活动和认知功能训练。进行系统、规范的认知功能训练有助于发挥患者的最大潜能,提高其对生活的兴趣,延缓认知水平下降的速度,可以预防、治疗、减少,甚至消除行为症状,还可以减少照护者的压力。

认知功能训练多由专业机构组织、专业人员承担。患者及照护者将大量时间用于往返家与康复训练机构之间的路途,加之天气、环境、日常事务等因素的干扰,大部分患者很难坚持进行康复训练,这降低了训练的有效性。在疾病进程中,患者大部分时间在家中度过,将认知功能训练场地设置在家中,可减少上述诸多外界因素的干扰,增加患者对认知功能训练的接受程度;照护者经过专业人士培训后,以一对一的形式为患者进行认知功能训练,训练内容及时间安排易于掌握,能够提高训练的持续性及依从性;由照护者承担训练任务,能够对患者日常生活中的薄弱问题进行强化训练,及时发现患者的变化;通过定期对认知功能及日常生活能力进行评估,动态调整训练方案,最大限度发挥认知功能训练的作用,减缓患者病情进展。

第三节 居家认知功能训练的方法

一、认知刺激

认知刺激通常指在社会环境中提供思维、注意力和记忆力的一般刺激。认知刺激训练是对阿尔茨海默病患者的一种认知功能干预,是以一种非特异性的方式进行一系列干预活动,提高患者的认知和社交功能。对于阿尔茨海默病患者,认知刺激试图确保刺激以一种敏感、尊重和以人为中心的方式实施,涉及广泛的活动,旨在激发患者思考和记忆,包括讨论过去和现在的事件以及感兴趣的主题、文字游戏、谜语、音乐和实践活动等,如做烘焙、剪纸、玩游戏等。认知刺激对阿尔茨海默病患者的记忆和思维有积极的影响。接受认知刺激训练后,患者能够比以前更好地进行交流和互动。通常情况下,认知刺激训练由受过训练的工作人员进行,每周至少2次,每次大约45分钟。一名工作人员要面对4~5位甚至更多阿尔茨海默病患者。家庭照护者经过培训,可以一对一地为患病的亲属提供认知刺激,简化团体课程结构,提高训练的可操作性。

(一)评估内容

1. 患者认知水平,既往参与认知刺激项目及完成情况。

2. 患者肢体活动能力、视力、听力、配合程度、情绪状态、兴趣、喜好。

3. 患者受教育水平、职业等。

4. 环境安静,光线充足,避免外界刺激干扰。

(二)认知刺激训练方法

1. 训练项目——众里寻他

(1)认知阈:记忆力、注意力。

(2)训练时间:10分钟。

(3)物品准备:14张图片,图片规格以患者可以看清为宜,推荐15cm×10cm的彩色图片(图4-3-1)。

(4)参与人员:患者与1名照护者。

(5)训练步骤

第一步:以3张图片为一组开始训练,依次向患者展示图片,并让其记住图片上的内容。每张图片展示2秒。

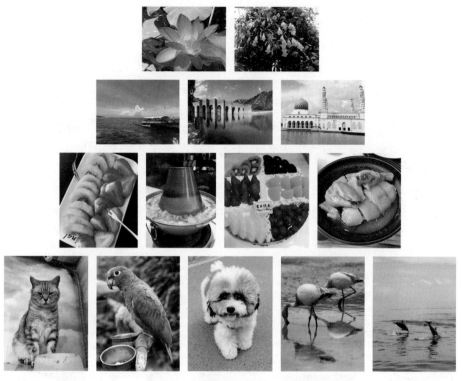

图 4-3-1　认知刺激训练示例图片

第二步:本组图片全部展示完后,呈现 1 张目标图片。目标图片可选择刚刚展示过的图片中的 1 张或选取 1 张未展示过的图片。请患者判断目标图片在这组图片展示中是否出现过。

第三步:观察患者完成情况,若连续 3 组完成情况好,可逐步递增每组记忆图片数量,以每次增加 1 张为宜,反之递减。每组图片数量下限为 2 张,不设上限。

(6)注意事项:①给图片分类,如动物类、风景类、植物类等,训练时任选一种类别进行训练,避免两种类别混淆出现;②注意避免同类别图片颜色相近,应选择同一类别且具有颜色、场景差异,识别度高、颜色鲜明的图片;③若一组图片数量递减至 2 张,患者仍不能完成训练,可选择其他训练方法。

2. 训练项目——背道而驰

(1)认知阈:记忆力、注意力。

(2)训练时间:10 分钟。

(3)物品准备:扑克牌、0~9 的数字卡片,卡片规格以患者可以看清为宜。

(4)参与人员:患者与 1 名照护者。

（5）训练步骤

第一步：任意选取 3 张数字卡片，向患者依次展示并请其记住卡片上的数字。每张卡片展示 2 秒。

第二步：请患者逆序复述刚刚呈现的数字。

第三步：根据患者完成情况，逐步递增或递减记忆数量，以每次增加或减少 1 张数字卡片为宜。数字卡片数量下限为 2 张，上限为 5 张。

第四步：增加难度，可选择扑克牌进行训练。扑克牌具有不同花色，可先选择其中一种花色进行数字记忆，如果患者可以逆序复述 5 张扑克牌，则增加花色种类。

（6）注意事项：①卡片数字选择 1 位数为宜，避免 2 位数造成患者混淆；②若数字记忆量递减至 2 个数字，患者仍不能完成，可选择其他训练方法。

3. 训练项目——找找我们的同伴

（1）认知阈：记忆力。

（2）训练时间：5 分钟。

（3）物品准备：不同类别的图片共 15 张（图 4-3-2）。

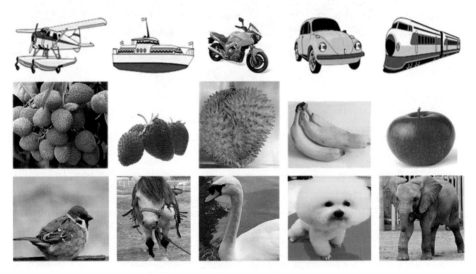

图 4-3-2　找找我们的同伴类别示例图片

（4）参与人员：患者与 1 名照护者。

（5）训练步骤

第一步：向患者展示任意一张图片，请患者说出该图片所示图像的所属类别。

第二步：将 2 种类别图片混放，请患者将与展示图片同类别的图片挑选出来。

第三步:若患者完成情况好,可将3种类别图片混放,请患者将与展示图片同类别的图片挑选出来。

(6)注意事项:①避免选取的图片类别相近,造成混淆;②训练过程中可给予类别提示、引导;③训练过程中不要催促患者,以免使其产生抵触情绪。

4. 训练项目——弃"卒"保"车"

(1)认知阈:记忆力、注意力、执行力。

(2)训练时间:20分钟。

(3)物品准备:2副象棋。

(4)参与人员:患者与1名照护者。

(5)训练步骤

第一步:将象棋中的"卒"和"车(車)"正面朝上码放于棋盘上。首次训练建议选用6枚棋子,其中2枚"车"、4枚"卒",码放成2×3布局,"车"的位置随机放置。

第二步:在规定时间内请患者记住"车"的摆放位置,呈现时间5秒。

第三步:摆放位置不变,将所有棋子翻至反面,请患者回忆刚才"车"的摆放位置并将其翻正。

第四步:若患者完成情况好,棋子数量增加至9枚,其中放入3枚"车"、6枚"卒",码放成3×3布局,继续训练。

第五步:根据患者完成情况,将棋子依次增加至4枚"车",3×3布局;5枚"车",3×4布局;6枚"车",3×4布局;6枚"车",4×4布局;7枚"车",4×4布局;8枚"车",4×4布局。

(6)注意事项:①居家训练时也可将象棋变更为图片,注意训练中只能使用同一类别图片中的两种,如水果类图片中的香蕉和苹果、工具类图片中的桌子和床等;②若本训练一枚棋子2×2布局,患者仍完成困难,可尝试更换其他训练方法。

5. 训练项目——欢乐叠叠高

(1)认知阈:注意力、执行力、视空间功能。

(2)训练时间:15分钟。

(3)物品准备:叠叠高积木玩具(图4-3-3)。

(4)参与人员:患者与1名照护者。

(5)训练步骤

第一步:观察积木特征。

第二步:码放积木塔。

第三步:掷色子。

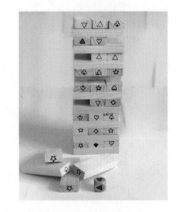

图4-3-3　叠叠高积木玩具

第四步：双人依次完成积木抽取。

（6）注意事项：①要求患者及照护者精神高度集中，避免造成积木塔的倒塌；②抽取积木时应尽量让患者自行完成，如实在抽取困难，可由照护者协助完成。

6. 训练项目——超级变变变

（1）认知阈：视空间能力、判断、推理、执行力。

（2）训练时间：20分钟。

（3）物品准备：魔尺。

（4）参与人员：患者与1名照护者。

（5）训练步骤

第一步：照护者向患者讲解魔尺旋转方向和使用方法。

第二步：请患者折出直角形状。

第三步：照护者根据图解带领患者折出四边形。

第四步：请患者参照图解自行折出其他图形。

（6）注意事项：①魔尺选择鲜亮、患者熟悉且喜欢的颜色；②从12段魔尺开始游戏，根据患者完成情况可逐渐增加拼魔尺为24段、36段等；③手工制作过程中注意观察患者情绪变化，必要时给予提示或协助。

7. 训练项目——黏土制作

（1）认知阈：视空间能力、执行力、记忆力、注意力、理解力。

（2）训练时间：30分钟。

（3）物品准备：12色超轻黏土、图片。

（4）参与人员：患者与1名照护者。

（5）训练步骤

第一步：观察即将制作物品的颜色和整体构造。

第二步：依据步骤制作（图4-3-4、图4-3-5）。

第三步：请患者复述制作步骤。

8. 训练项目——穿珠

（1）认知阈：执行力、记忆力、注意力。

（2）训练时间：30分钟。

（3）物品准备：彩色珠子、深色水晶弹力线、剪子、穿好的手链（图4-3-6）。

（4）参与人员：患者与1名照护者。

（5）训练步骤

第一步：向患者介绍珠子的颜色，帮助患者区分颜色。

第二步：展示穿好的手链，让患者自己观察手链颜色的规律，必要时给予提醒。

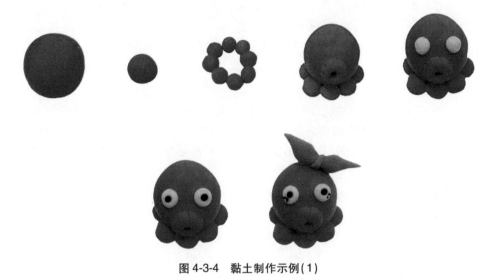

图 4-3-4　黏土制作示例（1）

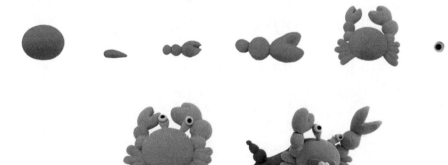

图 4-3-5　黏土制作示例（2）

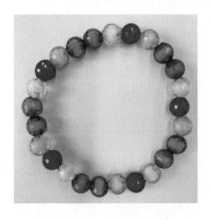

图 4-3-6　穿珠示例

第三步:首次可选用红、黄、绿 3 个颜色的排列组合,引导患者联想红绿灯的排列顺序,指导患者完成手串。

第四步:若 3 颗珠子手串完成情况好,可添加 1 颗珠子再次完成手串,根据完成情况逐步添加珠子,每次添加 1 颗,新加入的珠子与前三颗颜色区分鲜明。

(6) 注意事项:①颜色排列组合可选择便于患者产生联想记忆的颜色,如红绿灯为红黄绿;②若患者对于 3 颗珠子颜色的排序记忆差,可降低为 2 种颜色珠子,或者单一颜色珠子;③串珠过程中,不要催促患者,必要时给予协助,避免患者产生厌烦、抵触情绪。

9. 训练项目——回归原点

(1) 认知阈:执行力、计算力。

(2) 训练时间:15 分钟。

(3) 物品准备:扑克牌 1 副。

(4) 参与人员:患者与 1 名照护者。

(5) 训练步骤

第一步:选取数字为 1~10 的扑克牌,共计 10 张。

第二步:随意抽取 2 张扑克牌,进行减法运算。

第三步:得出运算结果后,再抽取第 3 张扑克牌,用运算结果与第 3 张扑克牌进行减法运算,直至结果为“0”或连续进行 5 组。

第四步:增加难度,选择数字为 1~10 的扑克牌,每个数字选取 2 张,共计 20 张,进行 20 以内减法训练。

(6) 注意事项:①扑克牌数量可根据患者训练结果调整;②选择一种花色进行数字计算训练,避免花色混淆;③训练过程中不要催促患者,适时给予提示。

10. 训练项目——我们一起走过的路

(1) 认知阈:记忆力、理解力、视空间。

(2) 训练时间:10 分钟。

(3) 物品准备:纸、笔。

(4) 参与人员:患者与 1 名照护者。

(5) 训练步骤

第一步:请患者叙述当日与照护者共同外出的地点、时间,以及碰到的人和事。

第二步:请患者写出或画出出行路线,或者记忆深刻或感兴趣的建筑、人物、事件等。

(6) 注意事项:①选择患者感兴趣或熟悉的路线;②患者外出期间,照护者适时讲述规划的出行路线、出行工具及标志性建筑等,以利于患者记忆。

11. 训练项目——多彩世界

(1) 认知阈:执行力。

(2) 训练时间:5 分钟。

(3) 物品准备:彩色文字图片(图 4-3-7)。

红 黄 绿 蓝 黑 粉 紫

图 4-3-7　多彩世界训练示例图片

(4) 参与人员:患者与 1 名照护者。

(5) 训练步骤

第一步:向患者展示彩色文字图片,并指出其中一个文字。

第二步:请患者说出图片上所指文字的颜色。

第三步:请患者说出与文字颜色对应的物品,如蔬菜、水果、花草等。

(6) 注意事项:说出字的颜色,不要读字的发音。

12. 训练项目——钓鱼。

(1) 认知阈:执行力、注意力。

(2) 训练时间:10 分钟。

(3) 物品准备:钓鱼玩具(图 4-3-8)。

(4) 参与人员:患者与 1~2 名照护者。

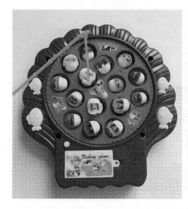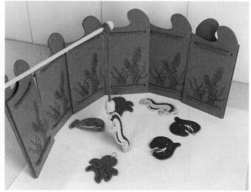

图 4-3-8　钓鱼玩具

（5）训练步骤

第一步：向患者讲解并演示钓鱼玩具使用方法，帮助患者区分鱼及钓竿的颜色。

第二步：请患者演示钓鱼过程，以明确患者能够理解并进行此次游戏。

第三步：让患者钓与鱼竿相同颜色的鱼。

第四步：记录患者钓取全部规定颜色鱼的时长或规定时间内钓取鱼的数量。

第五步：为增加患者的训练兴趣，可采取双人竞赛或多人竞赛的形式进行训练。

（6）注意事项：①根据患者情况选择钓鱼用具，如果患者不能掌握电动式钓鱼工具，可选择磁力吸片式；②训练过程中，如果患者不能集中精神参与训练，可通过语言、手势等给予提醒；③患者钓错时，提醒其应钓取鱼的颜色；④将患者多次训练情况用曲线图等形式记录，了解训练结果。

13. 训练项目——找不同

（1）认知阈：执行力、注意力、视空间。

（2）训练时间：5分钟。

（3）物品准备：图片（图4-3-9、图4-3-10、图4-3-11）。

（4）参与人员：患者与1名照护者。

（5）注意事项：①可以让患者在图片上用笔圈出不同之处；②患者找不到时，针对目标范围给予提示。

示例1：请您找出下面2幅图片中的3处不同（图4-3-9）。

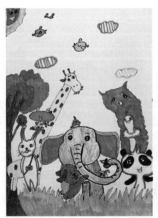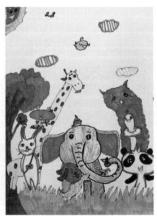

图4-3-9 找不同训练示例1

示例2：请您找出下面2幅图片中的4处不同（图4-3-10）。

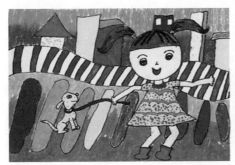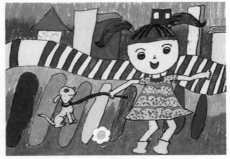

图4-3-10　找不同训练示例2

示例3：请您找出下面2幅图片中的5处不同（图4-3-11）。

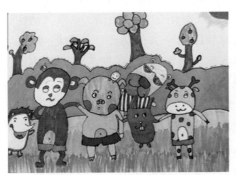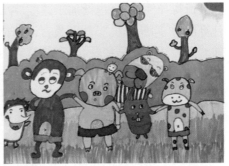

图4-3-11　找不同训练示例3

二、认知康复

认知康复被定义为基于评估和理解患者大脑行为缺陷的一种系统的、以功能为导向的治疗活动，通过制订针对日常活动能力的一系列个体化干预方案，解决或部分解决患者与日常活动相关的实际困难。具体的干预措施可有多种，包括：①加强、巩固或重建以前学过的行为模式；②通过神经系统受损的代偿认知机制，建立认知活动的新模式；③通过外部补偿机制建立新的活动模式，如个人矫形器、环境结构和支持；④即使不可能直接修复或补偿认知障碍，也可以使患者能够适应自己的认知障碍，以提高其整体生活水平和生活质量。认知康复可以涉及许多认知领域，包括（但不限于）注意力、知觉、记忆、理解、交流、推理、解决问题、判断、启动、规划、自我监控和意识。它与传统的康复和心理治疗不同，主要关注减轻后天性神经认知障碍和残疾。认知康复应该在与患者日常生活相关的领域中进行,通过认知康复干预,改善或维持患者现有的认知功能,改善个人生活能力。

认知康复过程中,尽量让患者自己动手做事情,如进食、穿衣、如厕等。这一方面有助于维持患者尚存的功能,另一方面也是认知干预的重要组成部分。在康复练习过程中,照护者要有足够的耐心,不要担心患者出错,不要过多给予帮助,剥夺患者自己动手的权利,应给予充分的时间与鼓励,让患者自己想办法完成,可适时给予提醒与帮助。每日活动安排遵循由简单到复杂的原则,练习时长根据患者集中精力的情况而定,每次练习成功或有进步时及时给予鼓励与奖励。

三、认知训练

认知训练是基于脑神经机制研究及全方位、个性化、自适应的训练效果而制订的认知功能训练方法,是使用一系列标准化工作任务,针对特定方面的认知进行指导性训练,包括加工速度、注意力、长时记忆、工作记忆、思维灵活性、计算能力、问题解决能力以及言语功能等领域的全方位训练。认知训练将认知刺激与认知康复相融合,训练过程中体现出思维整合、各交叉认知阈协作,从而维持认知障碍患者的认知水平。认知训练富有趣味性,体现个体化,可根据训练结果调整训练难度,利于居家训练。患者可通过认知训练的干预,改善或维持现有的社会功能,提高生活水准。

(一)计算机软件训练

计算机软件训练是基于认知训练内容,结合互联网和计算机技术,为患者提供专业化的脑健康评估以及个体化、精准、有趣的认知训练方案(视频 ER4-3-1),可涉及认知训练的多个领域,并可远程查看患者的训练效果,及时调整与督促。

ER4-3-1 计算机软件训练

(二)语言训练

语言包括语言产生和语言理解。语言产生是指说话、写作这样的自己生成语言的过程;语言理解是指阅读、听人说话等过程。阿尔茨海默病患者在语言产生与理解方面均会出现不同程度的损害,出现表达、理解、复述、命名、阅读、书写等障碍。语言训练通过对文字的发声、识别、运用等方面进行干预,使阿尔茨海默病患者提高语言产生的能力,并通过系统、科学的训练方法改善语言理解能力,提高患者生活质量。

居家可通过简单练习,以寓教于乐的形式增加患者语言训练的机会,巩固训练效果(视频 ER4-3-2a~f)。

a

b

c

d

e

f

ER4-3-2　语言训练

1. 训练项目——词语联想

（1）训练时间:15 分钟。

（2）物品准备:纸、笔、文字图片(图 4-3-12)。

我们与您并肩前行

图 4-3-12　词语联想训练示例图片

（3）参与人员:患者与 1 名照护者。

（4）训练步骤

第一步:向患者展示文字图片。

第二步:请患者读出图片上的文字。

第三步:请患者解释图片上文字表达的意思。

第四步:请患者用图片上每一个字进行组词。

第五步:请患者将所组词语写于或画于纸上。

2. 训练项目——完美填词

（1）训练时间:15 分钟。

（2）物品准备:文字图片(图 4-3-13)。

（3）参与人员:患者与 1 名照护者。

（4）训练步骤

第一步:向患者展示文字图片。

第二步:请患者读出图片上文字。

第三步:请患者根据文字意思在空白处填词。

我今天收养了一只可爱的＿＿＿＿＿＿。

桌子　　　棉被　　　小猫　　　沙发

图 4-3-13　完美填词训练示例图片

第四步：请患者说出所填词语类别。

第五步：请患者举例说出生活中与所填词语同一类的词语。

（5）注意事项：①患者说出生活中与所填词语同一类的词语，不限数量，每次记录词语数量；②如果患者不能说出所填词语类别，可给予提示，如蔬菜、水果、动物、器官等。

3. 训练项目——接力马拉松

（1）训练时间：15 分钟。

（2）物品准备：文字图片（图 4-3-14）。

眼 睛　　苹 果

汽 车　　水 杯

图 4-3-14　接力马拉松训练示例图片

（3）参与人员：患者与 1 名照护者。

（4）训练步骤

第一步：向患者展示 1 张词语图片。

第二步：请患者用最后一个字作为词语开头进行组词。

第三步：照护者与患者轮流组词。

第四节　手　指　操

　　手指操是通过各种方法,锻炼手指的伸屈。敲击、按压等动作可反复刺激手部穴位和筋络,促进血液循环,加强机体新陈代谢,刺激大脑皮质,使大脑功能得到强化,改善认知水平。手指操不需成本,无创伤,简便易学,不受时间和场地的限制,易被老年人接受,部分活动受限的老年人也可参与。

ER4-4-1　手指操

　　手指操共计 10 节,包括准备运动、第一节抓手指、第二节数手指、第三节弯手指、第四节爬手指、第五节弹手指、第六节压手指、第七节对手指、第八节翻手指、整理运动(视频 ER4-4-1)。

一位阿尔茨海默病照护者眼中的认知功能训练

　　我母亲今年 96 岁高龄,2002 年确诊患有阿尔茨海默病。2004 年我带母亲参加了宣武医院组织的认知功能训练。从那时起,我将母亲的认知功能训练融入于日常生活,至今没有中断过。

　　我给母亲做的认知训练包括跳棋、五子棋、拼图、抄写诗歌、算数、英语对话等。很多家属认为认知训练必须在医院由专业人士完成。我虽然不那么专业,但是做总比不做强。

　　有的朋友说"你介绍的那些方法我们全都做不了"或者"老人根本不肯做"。实际上认知训练是可以任意难度的,只要适合患者的实际情况即可。我认为对于本来就不识字的老人,让他看蔬菜说出白菜、油菜、西红柿也属于认知训练。

　　还是那句话,尽管我们不那么专业,但做总比不做好。

第五节　园 艺 疗 法

　　园艺疗法是对有必要在身体以及精神方面进行改善的患者,利用植物栽培与园艺操作活动,从其社会、教育、心理以及身体诸方面进行调整、更新的一种有效方法,是一种用生命感动生命的特殊治疗。

　　患者在进行园艺活动过程中,可增加感官刺激,消除不安心理与急躁情绪,增加活力,培养创作激情,抑制冲动,培养忍耐力与注意力,增强行动的计划性,增强责任感,树立自信心,易获得成就感,能够与他人分享互动,增加社会交往力。

一、绿色植物

1. 训练时间

（1）种：植物移栽，20 分钟。

（2）养：日常管理，每 3~5 天 1 次，每次 10~15 分钟。

2. 物品准备　文竹、文化石、花盆、剪刀、喷壶、小耙子、种植土、小纱网、松鹤玩偶、观察日记纸。

3. 参与人员　患者与 1 名照护者。

4. 训练步骤（图 4-5-1）

（1）种（植物移栽）：将纱网放在花盆排水口，装 1/3 盆土铺平，将文竹植于花盆的左 1/3 处，填少许土，旁边放文化石，再填土至离花盆边缘 0.5cm（一个韭菜叶宽度），铺平，浇透水。

（2）养（日常管理）

浇水：土壤间湿间干（干透再浇、不透不浇）。

中耕：浇水次日用小耙将表面的土耙翻。

修剪：①枯枝修剪：观察文竹是否有枯死枝条，并进行修剪；②高度修剪：如果文竹长势过好，可按预定高度进行修剪以控制高度。

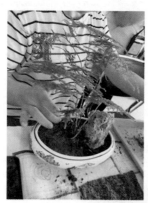
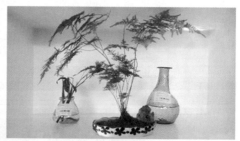
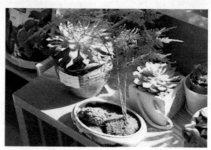

图 4-5-1　绿色植物——种-养

5. 注意事项   ①整个活动尽量让患者自己完成,照护者可以适当给予帮助,不要让患者产生挫败感;②观察记录可以很好地鼓励患者坚持、分享,在记录、描绘(画)的过程中可以有效训练指尖活动的精细度,让患者在玩耍中收获,减少枯燥、任务感。

二、盆栽香花植物

1. 训练时间

(1) 种:植物移栽,20 分钟。

(2) 养:日常管理,每隔 3~5 天 1 次,每次 10~15 分钟。

(3) 品:收获分享,每周 1 次,每次 10~15 分钟。

2. 物品准备   茉莉花、花盆、剪刀、喷壶、小耙子、种植土、小纱网、观察日记纸。

3. 参与人员   患者与 1 名照护者。

4. 训练步骤(图 4-5-2):将纱网放在花盆排水口,装 1/3 盆土,将植物植于花盆中(使其根部舒展),填土至离花盆边缘 1cm,铺平,浇透水。

(2) 养(日常管理)

浇水:土壤间湿间干(干透再浇、不透不浇)。

中耕:浇水次日用小耙将表土耙翻。

修剪:观察是否有枯死枝条,进行修剪,并记录。

(3) 品(以花为茶):待花开时,摘下 2~3 朵初开的茉莉花,泡茶喝或放到放置花茶的茶叶桶里待饮。

5. 注意事项   ①整个活动尽量让患者自己完成,照护者可以适当给予帮

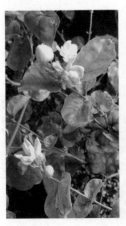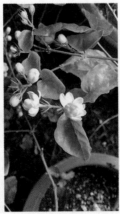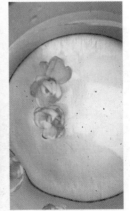

图 4-5-2   盆栽香花植物——种-养-品

助,以不让患者有挫败感为标准;②观察记录可以很好地鼓励患者坚持、分享,在记录、描绘(画)的过程中可以有效训练指尖活动的精细度,让患者在玩耍中收获,减少枯燥、任务感;③此活动增加了"品"的环节,患者可以持续观察植物,并享用植物的香气和口感,是具有人文特色的活动之一;④分享环节可以就"花茶"这一话题引入,诱发患者对往事的回忆。

三、绿色生命的感染力

1. 训练时间

种:植物移栽,20 分钟。

养:日常管理,每 3~5 天 1 次,每次 10~15 分钟。

食:收获分享,每周 1 次,每次 10~15 分钟。

2. 物品准备　穿心莲、吊挂式花盆、剪刀、喷壶、小耙子、种植土、小纱网、观察日记纸。

3. 参与人员　患者与 1 名照护者。

4. 训练步骤(图 4-5-3)

(1) 种(植物移栽):将纱网放在花盆排水口,装 1/3 盆土,将植物植于花盆中(使其根部舒展),填土至离花盆边缘 1cm,铺平,浇透水。

(2) 养(日常管理)

浇水:土壤间湿间干(干透再浇、不透不浇)。

中耕:浇水次日用小耙将表土耙翻。

修剪:观察是否有枯死枝条,进行修剪,并记录。

(3) 食(药食同源):待植物长出新枝芽,达到 5~8cm 时即可采摘食用。掐嫩芽,清洗干净,可生食(蘸生抽或芝麻酱)也可清炒。

5. 注意事项　①整个活动尽量让患者自己完成,照护者可以适当给予帮

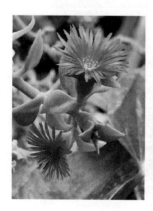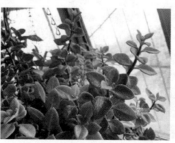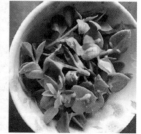

图 4-5-3　绿色植物——种-养-食

助,以不让患者有挫败感为标准。②观察记录(表4-5-1)可以很好地鼓励患者坚持、分享,在记录、描绘(画)的过程中可以有效训练指尖活动的精细度,让患者在玩耍中获得收获,减少枯燥、任务感。③此活动增加了"食"的环节,可以让患者持续观察植物,并享用植物的料理;在采摘、清洗、调汁的过程中可以锻炼指尖活动、记忆力,增加沟通能力;最后的分享是该方案的高潮,成就感、存在感是患者渴望得到的,分享的过程也是患者与家人沟通的快捷通道。

表 4-5-1 园艺疗法日记

园艺疗法名称: 日期:

项目　　日期	星期一	星期二	星期三	星期四	星期五	星期六	星期日
种植							
浇水							
耕种							
修剪							
收获							
观察							
感受							

(注:本节图片及资料由北京市植物园高级工程师李燕提供。)

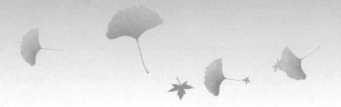

参考文献

1. 贾建平. 神经病学. 7 版. 北京：人民卫生出版社，2014.

2. Clark CM，Schneider JA，Bedell BJ，et al. Use of florbetapir-PET for imaging beta-amyloid pathology. JAMA，2011，305（3）：275-283.

3. Posada IJ，Ferrero M，Lopez-Valdes E，et al. Galantamine therapy in dementia associated with CADASIL. Rev-Neurol，2008，47（6）：299-300.

4. Simard M，van Reekum R. The acetylcholinesterase inhibitors for treatment of cognitive and behavioral symptoms in dementia with Lewy bodies. J Neuropsychiatry Clin Neurosci，2014，16（4）：409-425.

5. 贾建平. 中国痴呆与认知障碍诊治指南（2015 版）. 北京：人民卫生出版社，2016.

6. 赫登. 神经疾病分级评分量表. 2 版. 贾建平，陈海，闫欣，等译. 北京：化学工业出版社，2010.

7. 陈晓春. 神经科查体及常用量表速查手册. 北京：化学工业出版社，2016.

8. Scholzel-dorenbos CJ，van der Steen MJ，Engels LK，et al. Assessment of quality of life as outcome in dementia and MCI intervention trials：a systematic review. Alzheimer Dis Assoc Disord，2007，21（2）：172-178.

9. Nasreddine ZS，Phillips NA，Bedirian V，et al. The Montreal Cognitive Assessment，MOCA：a brief screening tool for mild cognitive impairment. J Am Geriatr Soc，2005，53（4）：695-699.

10. Folstein MF，Folstein SE，Mchugh PR. "Mini-mental state"：A practical method for grading the cognitive state of patients for the clinician. J Psychiatr Res，1975，12（3）：189-198.

11. 张睿，李峥. 中文版照顾者积极感受量表的信效度研究. 中华护理杂志，2007，42（12）：1068-1071.

12. 洪立. 聪明的照护者-家庭痴呆照护教练书. 北京：北京大学医学出版社，2014.

13. 王军. 老年期痴呆防治百问百答. 北京：中国人口出版社，2014.

14. Lynch CA，Walsh C，Blanco A，et al. The clinical dementia rating sum of box score in mild dementia. Dementia and geriatric cognitive disorders，2006，21（1）：40-43.

15. Knopman DS，Dekosky ST，Cummings JL，et al. Practice parameter：diagnosis of dementia（an evidence-based review）. Report of the Quality Standards Subcommittee of the American Academy of Neurology. Neurology，2001，56（9）：1143-1153.

16. 王茂斌. 脑卒中的康复医疗. 北京：中国科学技术出版社，2006.

17. Rebok GW，Ball K，Guey LT，et al. Ten-year effects of the advanced cognitive training for independent and vital elderly cognitive training trial on cognition and everyday functioning in older adults. J Am Geriatr Soc，2014，62（1）：16-24.

18. Ngandu T, Lehtisalo J, Solomon A, et al. A 2 year multidomain intervention of diet, exercise, cognitive training, and vascular risk monitoring versus control to prevent cognitive decline in at-risk elderly people (FINGER) : a randomized controlled trial. Lancet, 2015, 385 (9984) : 2255-2263.

19. Langa KM, Levine DA. The diagnosis and management of mild cognitive impairment : a clinical review. JAMA, 2014, 312 (23) : 2551-2561.